Generative KI in der modernen Medizin

Innovative Anwendungen und Chancen für eine patientenzentrierte Versorgung im Gesundheitswesen

AF286850

Impressum

Verlag: BoD · Books on Demand GmbH, In de Tarpen 42, 22848 Norderstedt
Druck: Libri Plureos GmbH, Friedensallee 273, 22763 Hamburg

Titel des Buches: Generative KI in der modernen Medizin – Innovative Anwendungen und Chancen für eine patientenzentrierte Versorgung im Gesundheitswesen

Autorinnen: Dr. Daniela Suter und Sophie Hundertmark

Herausgeber: BoD.ch
Veröffentlichungsdatum: November 2024
ISBN: 978-3-7597-0672-0

Kontaktinformationen der Autorinnen:

- Dr. Daniela Suter, daniela.suter@aitecare.ch; www.aitecare.ch
- Sophie Hundertmark, sophie@hundertmark.ch; www.sophiehundertmark.com

Lektorat: Daniel Graf
Grafikdesign und Layout: Onur Alka, https://bookdesign.berlin
Covergestaltung: Onur Alka, https://bookdesign.berlin

Haftungsausschluss: Dieses Buch wurde mit größter Sorgfalt erstellt. Die Autorinnen und Gastautoren übernehmen jedoch keine Haftung für die Richtigkeit, Vollständigkeit und Aktualität der bereitgestellten Informationen. Die Nutzung der Inhalte des Buches erfolgt auf eigene Gefahr des Nutzers/der Nutzerin.

Anmerkung: Die Lesemotivatoren am Anfang der Beiträge in kursiver Schrift wurden größtenteils mit SwissGPT verfasst.

GENERATIVE KI IN DER MODERNEN MEDIZIN

Innovative Anwendungen und
Chancen für eine patientenzentrierte
Versorgung im Gesundheitswesen

INHALTSVERZEICHNIS

Vorwort

Die beeindruckenden Fortschritte im Bereich der Künstlichen Intelligenz (KI) haben das Potenzial, das Gesundheitswesen grundlegend zu verändern. Insbesondere Generative KI eröffnet ungeahnte Möglichkeiten, die über die bisherigen technologischen Grenzen hinausgehen. Unser Buch „Generativer KI in der modernen Medizin" bietet Ihnen einen umfassenden Einblick in diese revolutionäre Technologie und ihre vielfältigen Einsatzmöglichkeiten in der Medizin, der Forschung und der Pharmaindustrie.

Das Buch behandelt Anwendungen von Generativer KI und Trends der KI von der Diagnose bis hin zur Medikamentenentwicklung und berücksichtigt dabei nicht nur die internen Prozesse eines Gesundheitsunternehmens, sondern auch die Kommunikation und Zusammenarbeit mit Patientinnen und Patienten sowie anderen Stakeholdern. Auf den nächsten 200 Seiten zeigen wir Ihnen anhand realer Anwendungsfälle und fundierter Expertenmeinungen, wie Generative KI bereits heute die Arbeitsweise von Ärztinnen und Ärzten, Forschenden und Gesundheitseinrichtungen transformiert und welche Potenziale sich für die Zukunft eröffnen. Sie erfahren, wie Generative KI den Klinikalltag erleichtert, die Arztpraxen entlastet und sogar die Perspektive der Patientinnen und Patienten verbessert.

Unser Ziel mit dem vorliegenden Buch ist es, Ihnen sowohl die Chancen als auch die Herausforderungen dieser Technologie näherzubringen und Sie auf dem Weg zur erfolgreichen Implementierung zu begleiten.

Wir richten uns mit unserem Buch an Angestellte bzw. Angehörige des Gesundheitswesens, inkl. Forschung und Pharmaindustrie. Für das Verstehen der Inhalte werden keinerlei technische oder digitale Vorkenntnisse benötigt. Lediglich ein allgemeines Verständnis für das Gesundheitswesen ist von Vorteil.

Besonders danken möchten wir den Gastautorinnen/Gastautoren und Expertinnen/Experten, die ihr Wissen und ihre Erfahrungen großzügig geteilt haben, um die Inhalte dieses Buches zu bereichern. Ihre Beiträge geben nicht nur wertvolle Einblicke, sondern inspirieren uns alle, die Zukunft des Gesundheitswesens aktiv mitzugestalten. In diesem Buch mit dabei sind: Martin Adam, Andrea Belliger, Agata Chudzinska, Jörg Corsten, Michael Döring-Wermelinger, Christian Esser, Prof. Dr. med. Katrin Hoffmann, Sven Kohlmeier, Stefan Lienhard, Dr. med. dent. Thomas Müller, Martin Mühlegg, Curtis Newkirk, Dr. Nina Reichert, Julia Rose, Stefanie Rösler-Brüggemann, Ursula Uttinger, Roger Wanner und uma collective.

Wir laden Sie ein, gemeinsam mit uns in die faszinierende Welt der Generativen KI im Gesundheitswesen einzutauchen. Lassen Sie sich von den innovativen Ideen und praxisnahen Beispielen begeistern und inspirieren – für eine Zukunft, in der Technologie und Mensch Hand in Hand gehen, um die Gesundheitsversorgung effizienter, qualitativ hochwertiger und patientenfreundlicher zu gestalten.

Bei diesem Buch handelt es sich um das zweite Gemeinschaftswerk von uns Autorinnen – Sophie Hundertmark und Dr. Daniela Suter. Unser Erstwerk „Generative KI für Unternehmen" richtet sich an verschiedene Branchen und gibt einen generellen Einblick in die Generative KI. Wir freuen uns über Feedback und sind sehr offen für Anregungen zu einem möglichen Folgewerk. Gerne stehen wir auch für ergänzende Fragen per E-Mail, Telefon oder LinkedIn jederzeit zur Verfügung.

Ihre Autorinnen

Sophie Hundertmark und Dr. Daniela Suter

Kontaktdaten:

Sophie Hundertmark
E-Mail: sophie@hundertmark.ch
Telefon: +41 (0) 78 900 5346
LinkedIn: https://www.linkedin.com/in/sophie-hundertmark

Dr. Daniela Suter
E-Mail: daniela.suter@aitecare.ch
Telefon: +41 (0) 76 206 3322
LinkedIn: https://www.linkedin.com/in/daniela-suter-phd-b0905911

1. KAPITEL

Einführung

Einführung von KI-Technologien und ihre spezifischen Anwendungen im Gesundheitsbereich

In diesem Kapitel werden wir das Konzept der Generativen KI und ihre potenziellen Anwendungen im Gesundheitswesen untersuchen. Wir befassen uns mit der Technologie, die dahintersteckt, mit den Vorteilen, die sie bieten kann, dem Marktpotenzial, und mit den Herausforderungen, die sich bei ihrer Umsetzung ergeben können. Am Ende dieses Kapitels werden Sie über ein solides Verständnis der Generativen KI verfügen und wissen, wie Sie sie für den Einsatz in Ihrer Gesundheitseinrichtung nutzen können.

Hauptunterschiede zwischen Generativer KI und traditioneller KI

Traditionelle KI, auch bekannt als „Narrow AI" oder „Weak AI", konzentriert sich auf die Ausführung einer bestimmten Aufgabe auf der Grundlage von Logik. Sie bezieht sich auf Systeme, die auf eine bestimmte Gruppe von Eingaben reagieren, Erkenntnisse aus Daten gewinnen und dementsprechend Entscheidungen oder Prognosen formulieren.

Bei der Generativen KI handelt es sich hingegen um eine Gruppe von KI-Systemen, die selbstständig völlig neue Daten erzeugen können. Durch das Erfassen der Muster und Strukturen menschlicher Sprache, Codes, Bilder, Videos und Musik kann die Generative KI mit Hilfe großer Sprachmodelle (LLMs) Konzepte kontextbezogen verstehen. Dieser Prozess ermöglicht es Computern, neuartige Ergebnisse zu erzeugen, die den von Menschen erzeugten ähnlich sind.

Insgesamt liegt der Hauptunterschied zwischen traditioneller und Generativer KI in ihren Funktionen und ihrer Nutzung. Traditionelle KI-Systeme werden vor allem für die Datenanalyse und für Vorhersageaufgaben eingesetzt, während Generative KI völlig neue Ergebnisse erzeugt, die ihrem Trainingsdatensatz ähneln.

Markt für Generative KI im Gesundheitswesen verzeichnet starkes Wachstum durch personalisierte Medizin und KI-gestützte Lösungen

Der globale Markt der Generativen KI im Gesundheitswesen ist in den letzten Jahren exponentiell gewachsen. Er wird von 1,72 Milliarden US-Dollar im Jahr 2023 auf 2,36 Milliarden US-Dollar im Jahr 2024 mit einer durchschnittlichen jährlichen Wachstumsrate (CAGR) von 37,2 % steigen (1). Das während des historischen Zeitraums beobachtete Wachstum kann auf mehrere Faktoren zurückgeführt werden, darunter die verstärkte Nutzung von Datenanalysen im Gesundheitswesen, die steigende Nachfrage nach personalisierter Medizin, das wachsende Interesse an KI-gestützten Gesundheitslösungen, die zunehmende Nachfrage nach personalisierten Behandlungsplänen sowie Fortschritte in der Medikamentenforschung und – entwicklung. Gemäß einer Studie von McKinsey wird Generative KI sogar voraussichtlich einen jährlichen Wert von 60 Milliarden bis 110 Milliarden US-Dollar entlang der Wertschöpfungskette der Pharmaindustrie schaffen.

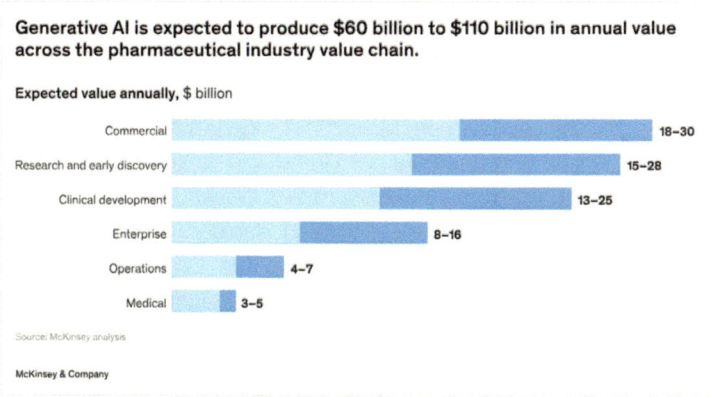

Generative AI is expected to produce $60 billion to $110 billion in annual value across the pharmaceutical industry value chain.

Expected value annually, $ billion

Commercial	18–30
Research and early discovery	15–28
Clinical development	13–25
Enterprise	8–16
Operations	4–7
Medical	3–5

Source: McKinsey analysis

McKinsey & Company

Abbildung 1: Wertschöpfung Generativer KI pro Jahr in der pharmazeutischen Industrie (2).

Generative KI wird als die Technologie mit dem größten Potenzial zur Verbesserung der klinischen Produktivität sowie der Patientenbindung und – erfahrung angesehen.

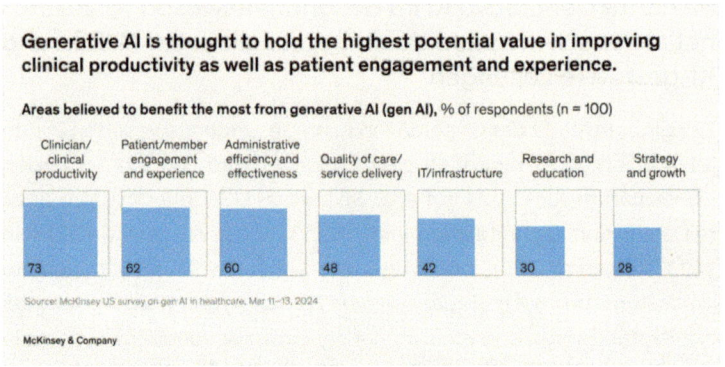

Abbildung 2: Gebiete, die am meisten durch Generative KI beeinflusst werden (3).

Was kann Generative KI und was kann sie nicht?

Der Terminus Generative KI definiert eine Art von Künstlicher Intelligenz, die neue, originelle Daten oder Inhalte generieren kann. Im Gegensatz zu anderen Formen der KI, die sich auf die Analyse und Interpretation vorhandener Daten konzentrieren, erzeugt Generative KI neue Informationen. Dies umfasst die Erstellung von Bildern und Videos bis hin zu Musik, Text oder Code. Generative KI-Modelle nutzen einen Prozess, der als „maschinelles Lernen" bezeichnet wird, um aus vorhandenen Daten zu lernen und dann auf der Grundlage dieser Informationen neue Inhalte zu erzeugen. Bei diesem Prozess wird ein Algorithmus mithilfe eines großen Datensatzes trainiert, den der Algorithmus dann verwendet, um neue Daten zu erstellen, die dem Original ähneln. Das Ergebnis ist ein nicht endender Strom neuer, einzigartiger Inhalte, die auf vielfältige Weise genutzt werden können. Ein bekanntes Beispiel einer Generativen KI ist ChatGPT, ein Textgenerator, der natürliche Spracheingaben verarbeitet und darauf aufbauend Texte wie Artikel, Geschichten oder Programmcodes produzieren kann.

Weitere Beispiele sind bildgenerierende Systeme wie DALL-E oder Midjourney, die fotorealistische Bilder aus Textbeschreibungen erzeugen können. Doch die Anwendungsmöglichkeiten gehen weit über solche einzelnen Aufgaben hinaus. Mit Generativer KI lassen sich komplexe Probleme in zahlreichen Domänen angehen – von der Erstellung von Marketingkampagnen über die Berichterstattung bis hin zur Erstellung synthetischer Daten. Es gibt verschiedene Arten Generativer KI-Modelle, die jeweils für unterschiedliche Aufgaben geeignet sind:

- **Generative Adversarial Networks (GANs):** Erstellung realistischer Bilder, Videos und anderer visueller Inhalte.
- **Variational Autoencoder (VAEs):** Generierung strukturierter Daten wie Text, Musik und Moleküle.
- **Generative Pretrained Transformers (GPTs):** Spezialisierung auf die Verarbeitung sequenzieller Daten und die Generierung von Text, Code und Übersetzungen.
- **EBMs (Energy Based Models):** Generative Modelle, die Wahrscheinlichkeiten über eine Energiefunktion definieren, wobei niedrigere Energiewerte für wahrscheinlichere Konfigurationen stehen. Sie werden zur Bildgenerierung und Feature-Learning verwendet.
- **FBM (Fraktionale Brownsche Bewegung):** Die FBM modelliert Prozesse genauer, indem sie frühere Einflüsse berücksichtigt. Dies verbessert Anwendungen wie Bildgenerierung und Vorhersagen.

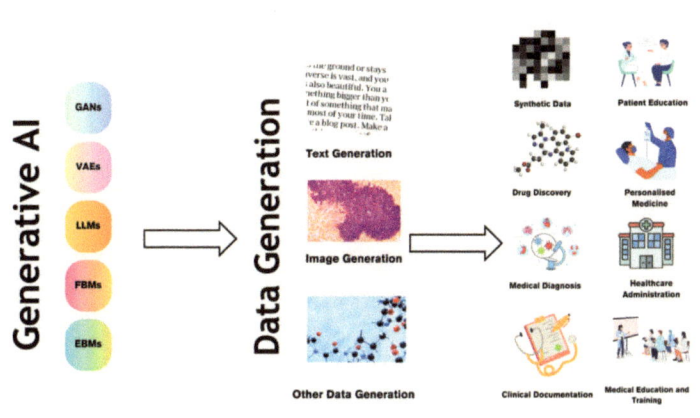

Abbildung 3: Anwendungsfälle Generativer KI im Gesundheitswesen: GANs und LLMs werden verwendet, um verschiedene Datenmodalitäten, einschließlich Text- und Bilddaten, zu generieren, die dann für verschiedene Szenarien wie Arzneimittelentdeckung, medizinische Diagnose, klinische Dokumentation, Patientenaufklärung, personalisierte Medizin, Verwaltung des Gesundheitswesens und medizinische Ausbildung sowie weitere Anwendungsfälle verwendet werden (4).

Für Gesundheitseinrichtungen eröffnen sich durch den Einsatz Generativer KI erhebliche Wettbewerbsvorteile. Dadurch können Prozesse enorm beschleunigt, Kosten reduziert und völlig neue, innovative Produkte und Dienstleistungen angeboten werden. Entscheidend ist dabei, die Generative KI richtig zu verstehen, ihr Potenzial zu erkennen und angemessen in die Unternehmensstrukturen zu integrieren. Eine Auswahl an Vorteilen im Überblick:

- **Textgenerierung:** Automatisierte Berichtserstellung, Patientenkommunikation oder Erstellung medizinischer Dokumentationen.

- **Bildgenerierung und Analyse:** Erzeugung synthetischer Bilder oder synthetischer Daten für die Diagnose (MRI, CT-Scans).

- **Wissensmanagement:** Automatisierte Zusammenfassungen wissenschaftlicher Arbeiten und medizinischer Informationen.

- **Personalisierte Medizin:** Erstellung personalisierter Behandlungspläne, individuelle Wirkstoffe, gezieltere Diagnostik basierend auf Patientendaten.

- **Effizienzsteigerung:** Automatisierte Transkription von Patientengesprächen, deren Zusammenfassung und Integration in Klinikinformationssysteme.

- **Wettbewerbsvorteil:** Differenzierung von Wettbewerbern durch die Nutzung innovativer KI-Technologien.

 BESCHLEUNIGEN	 AUTOMATISIEREN	 KREIEREN	 PERSONALISIEREN	 SIMULIEREN
Produktivität steigern durch beschleunigte Ergebnisse und die Schaffung von Bausteinen aus versch. Daten.	Geschäftsabläufe und technische Arbeitsabläufe bereitstellen und in manchen Fällen Menschen ersetzen.	Grenzen der Kreativität erweitern, indem man Prompts für die Ausgabe neuer Inhalte nutzt.	Vertrautheit und Personali-sierung schaffen, was erhebliche Mühe erfordern kann.	Umgebungen schaffen, in denen Arbeitsabläufe, Experimente und Erfahrungen simuliert werden können.
Dokumente zusammenfassen: Langes Textmaterial zu kurzen Zusammenfassungen, Evidenztabellen oder Dashboard-/Wissensgrafiken verarbeiten.	**Code-Klassifizierung:** Unstrukturierte Eingaben verarbeiten, um eine Liste von alpha-numerischen Codes zu erstellen, die in nachgelagerten Prozessen verwendet werden.	**Zusammenfassung von Aufzeich-nungen:** Pflege-begegnungen für medizinisches Personal (HCPs) zusammenfassen, einschließlich Details zu Geschichte, Symptomen, Verfahren, Diagnosen usw.	**Aufforderungserstellung:** Ermöglicht die Informationssammlung zwischen den Beteiligten in einer patienten-freundlichen Weise durch ein Rückkopplungsgespräch.	**Visualisierung von Interaktionen:** Digitale 3D-Modelle von zellulären und chemischen Strukturen erstellen, um bei Entdeckung, Entwicklung und Diagnose zu helfen.
Komponenten-Zusammen-stellung: Informationen aus verschiedenen Quellsystemen in ein kohärentes, überprüfbares Artefakt integrieren, mit nächsten Schritten und Bildern.	**Multimedia-Erstellung:** Interaktive Materialien generieren, die Text, Videos und Bilder für Bildung oder Engagement kombinieren.	**Jargon-Vereinfachung:** Komplexe Konzepte auf einem angemessenen Gesundheits-niveau erklären, indem sie in kürzere, vereinfachte Versionen umformuliert werden.	**Übersetzung nach Präferenz:** Patientengerechte klinische und nicht-klinische Dokumente in Echtzeit in die bevorzugte und dem Niveau angepasste Sprache der Patientin bzw. des Patienten übersetzen.	**Hypothesen-validierung:** Experimente und Arbeitsabläufe mithilfe von Maschinen ausführen, um Parameter zu verfeinern, bevor ein Prozess in der Praxis umgesetzt wird.

Tabelle 1: Fähigkeiten Generativer KI (5).

Bevor Sie diese Generative KI nutzen können, müssen Sie zunächst die Technologie dahinter verstehen: Systeme wie ChatGPT oder SwissGPT versuchen grundsätzlich immer, eine „vernünftige Fortsetzung" des bisherigen Textes zu produzieren. Wobei „vernünftig" bedeutet, dass das System gemäß einer Wahrscheinlichkeitsverteilung das nächste Wort (genauer Token) auswählt. Diese Wahrscheinlichkeitsverteilung hat das Model während des Trainings gelernt, indem es eine unglaublich große Menge an unterschiedlichen Texten gesichtet hat. Während des Trainings werden dem Modell Textbausteine gegeben und es muss den nächsten Textbaustein aufgrund der eingegebenen Sequenz voraussagen. Hat es diese Aufgabe zufriedenstellend gemeistert, ist das Training abgeschlossen. Das Modell ist nun bereit, einen arbiträren Input entgegenzunehmen und errechnet auf dieser Basis eine bestimmte Anzahl möglicher Fortsetzungen. Aus dieser Menge wird normalerweise das höchstwahrscheinliche Element genommen und die so komplettierte Sequenz als nächster Input verwendet. Schematisch ist dieses Prinzip in Abbildung 2 dargestellt.

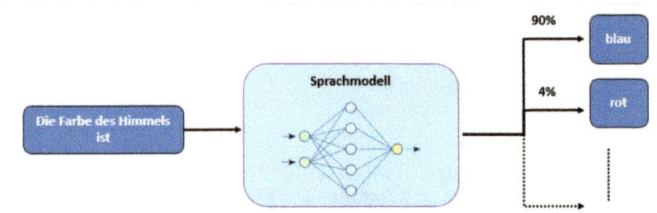

Berechnung des wahrscheinlichsten nächsten Wortes je Kontext

Abbildung 4: Funktionsprinzip eines Sprachmodells.

Es ist schon erstaunlich, dass diese Systeme, die auf einem so einfachen Prinzip wie der Vorhersage des nächsten Wortes basieren, so unglaublich leistungsfähig sind. Nichtsdestotrotz fehlt ihnen jegliches Verständnis für Logik und abstraktes Denken. Daher können diese Systeme komplexe klinische Kontexte oft nicht vollständig erfassen, was zu fehlerhaften oder unvollständigen Ergebnissen führt. Darüber hinaus kann es zu Bias und Verzerrungen kommen, die von den Trainingsdaten herrühren und zu diskriminierenden oder fehlerhaften Ergebnissen führen können. Auch sollten Sie sich als Fachperson nie zu 100 % auf die Ergebnisse Generativer KI verlassen, denn diese Systeme können sehr überzeugend halluzinieren und damit zu Fehlentscheidungen führen. Auch bestehen ethische und rechtliche Herausforderungen im Umgang mit sensiblen Patientendaten, die wir im Kapitel Datenschutz näher beleuchten werden.

Die folgende Darstellung gibt einen Überblick über Anwendungsbereiche Generativer KI im Gesundheitswesen:

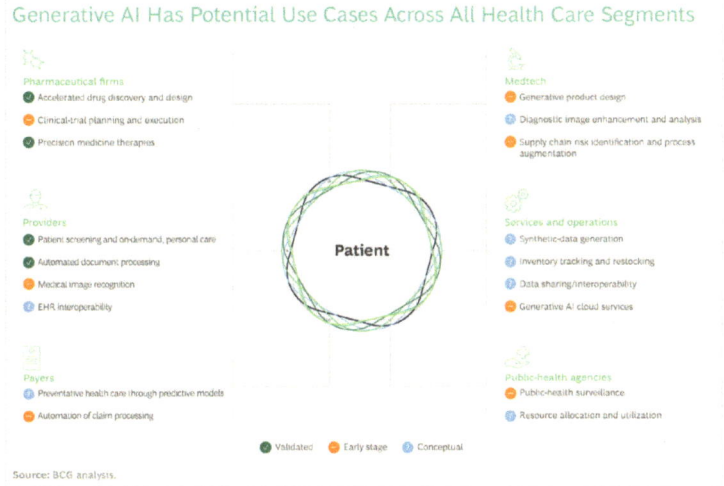

Abbildung 5: Potenzial Generativer KI in verschiedenen Segmenten des Gesundheitswesens (6).

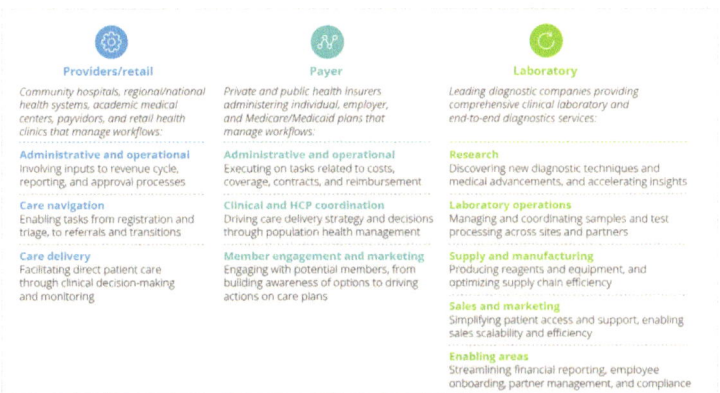

Abbildung 6: Potenzial Generativer KI nach Gesundheitsdienstleistern (5).

Sprachmodelle auf die eigenen Bedürfnisse anpassen

Die genauen Trainingsdaten, auf denen Sprachmodelle beruhen und mit denen ihre Algorithmen trainiert wurden, werden von den Anbietern solcher Systeme wie OpenAI, Google, Meta oder Mixtral in der Regel nicht detailliert offengelegt. Für die Anwendung im Gesundheitswesen bedeutet dies, dass gegebenenfalls zentrale Forschungspublikationen, aber auch Patientendaten nicht im Trainingsdatensatz vorhanden sind und damit auch nicht abgefragt werden können. Hier bedarf es einer (manuellen) Anbindung von externen Daten an ein Sprachmodell. Expertinnen und Experten sprechen hier von Retrieval Augmented Generation (RAG).

Mit der RAG-Technologie können Sprachmodelle mit zusätzlichen Daten angereichert werden, die nicht explizit in den Trainingsdaten dieser Modelle integriert waren. Dies eröffnet in einem Gesundheits-Kontext flexible Möglichkeiten, die Sprachmodelle z. B. enger an Patientendaten zu binden, um präzisere Antworten zu generieren (siehe Abbildung 7).

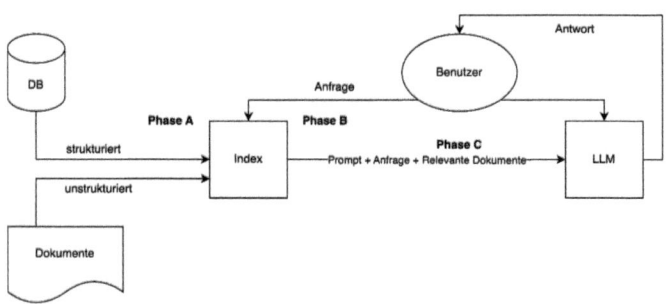

Abbildung 7: Ein Basis-RAG-System mit den Hauptphasen A (Indexierung), B (Retrieval) und C (Generierung).

Ein RAG-System kombiniert Informationsabruf und Sprachmodellierung, um präzise Antworten auf Benutzeranfragen zu generieren:

Phase A: Daten, die man an das Sprachmodell binden will, werden indexiert. In diesem Schritt werden Daten bereinigt, extrahiert und verschiedene Dateiformate in standardisierten Klartext umgewandelt. Der Text wird in vordefinierte Segmente geteilt (z. B. 500 Buchstaben) und diese werden dann in Vektorrepräsentationen transformiert, was effiziente Ähnlichkeitsvergleiche ermöglicht. Daraufhin wird ein Index erstellt, der Textteile und ihre Vektoreinbettungen für skalierbare Suchfunktionen speichert. Dies ist die Grundlage, damit das System später Dokumente identifizieren kann, die für eine bestimmte Benutzeranfrage relevant sind.

Phase B: die Abruf- oder Retrieval-Phase. Hier wird dasselbe Codierungsmodell wie bei der Indexierung verwendet, um Benutzeranfragen in Vektorrepräsentationen umzuwandeln. Es werden Ähnlichkeitsscores berechnet, um die für die Anfrage am relevantesten Textfragmente zu ermitteln. Diese Phase ist entscheidend, da sie bestimmt, welche Informationen aus dem Index für die Generierung der Antwort herangezogen werden.

Phase C: der Generierungsprozess. In diesem Schritt synthetisiert das System die Anfrage und die ausgewählten Dokumente in einen Prompt für ein großes Sprachmodell. Das Modell kann dabei auf sein inhärentes Wissen zurückgreifen oder seine Antworten auf die Informationen in den bereitgestellten Dokumenten beschränken. Diese Integration der Konversationshistorie ist wesentlich für effektive Dialoge über mehrere Runden. Das Ergebnis dieses Prozesses ist eine präzise und informierte Antwort, die aus dem Zusammenspiel von abgerufenem Kontext und den Fähigkeiten des Sprachmodells resultiert.

Fazit

Generative KI bietet im Gesundheitswesen vielfältige Anwendungsmöglichkeiten, die von der Automatisierung der Dokumentation bis hin zur personalisierten Medizin reichen. Sie kann Prozesse beschleunigen, Kosten senken und innovative Dienstleistungen ermöglichen. Besonders hervorzuheben sind die Fähigkeiten von KI-Technologien, darunter Sprachmodelle, die durch das Vorhersagen von Textfolgen beeindruckende Ergebnisse erzielen. Trotz dieser Leistungsfähigkeit bestehen jedoch klare Grenzen. Generative KI-Systeme haben kein tiefes Verständnis von Logik und können klinische Zusammenhänge nicht immer vollständig erfassen, was zu fehlerhaften Ergebnissen führen kann. Ethische und rechtliche Herausforderungen, wie der Umgang mit sensiblen Patientendaten und die Gefahr von Bias in den Ergebnissen, erfordern besondere Aufmerksamkeit. Systeme wie Retrieval Augmented Generation (RAG) bieten eine Möglichkeit, Sprachmodelle präziser zu gestalten, indem externe Daten integriert werden. Insgesamt zeigt sich, dass Generative KI das Potenzial hat, das Gesundheitswesen signifikant zu verändern. Sie muss jedoch mit Vorsicht eingesetzt werden und besonders sollte auf ihre spezifischen Limitationen geachtet werden.

Quellen

1. https://www.researchandmarkets.com/report/global-healthcare-gene-rative-ai-market?utm_source=GNE&utm_medium=PressRelease&utm_code=4sg2pv&utm_campaign=1 950 040+-+Generative+AI+Set+to+Transform+the+Global+Healthcare+Market+with+a+30.1 %25+CAGR+by+2030&utm.

2. https://www.mckinsey.com/industries/life-sciences/our-insights/generative-ai-in-the-pharmaceutical-industry-moving-from-hype-to-reality.

3. https://www.mckinsey.com/industries/healthcare/our-insights/generative-ai-in-healthcare-adoption-trends-and-whats-next.

4. https://implementationscience.biomedcentral.com/articles/10.1186/s13 012 - 024 - 01 357 - 9.

5. https://www2.deloitte.com/us/en/pages/life-sciences-and-health-care/articles/generative-ai-in-healthcare.html.

6. Generative AI Will Transform Health Care Sooner Than You Think; BCG.

2. KAPITEL

Anwendungsgebiete von Generativer KI in der Medizin

Generative KI in der Pharmaindustrie – Technologie ist nicht die Grenze

Ein Gastbeitrag von Curtis Newkirk und Jörg Corsten, Roche

Die medizinische Forschung entwickelt sich rasant, weshalb es für Gesundheitsexpertinnen/-experten immer wichtiger wird, über die neuesten Forschungen und Entwicklungen informiert zu bleiben. Der Einsatz von KI kann helfen, die Komplexität kleinerer Patienten populationen effizient zu bewältigen und die Entwicklung und Verbreitung wissenschaftlicher Erkenntnisse zu optimieren. Die gezielte Anwendung von KI kann zu Zeiteinsparungen von 30 % bis 50 % und zu Effizienzsteigerungen von bis zu 70 % führen. Durch einen kontinuierlichen Lernprozess und maßgeschneiderte Kommunikationsmaßnahmen kann sichergestellt werden, dass die Kolleginnen und Kollegen die Werkzeuge sicher bei ihrer täglichen Arbeit anwenden können.

Einführung

Laut einer Studie, die im Journal Health Affairs veröffentlicht wurde, verdoppelt sich das medizinische Wissen ungefähr alle 73 Tage. Dieses schnelle Fortschreiten stellt eine zusätzliche Herausforderung für die Arbeit im Bereich Medical Affairs dar, da es die Bedeutung unterstreicht, über die neuesten Forschungen und Entwicklungen im medizinischen Bereich informiert zu bleiben, um die bestmögliche Patientenversorgung und die bestmöglichen Patientenergebnisse sicherzustellen.

Auf Basis dieser Herausforderungen hat die Organisation Medical Affairs drei Hauptanwendungsbereiche für den Einsatz von KI in ihrer täglichen Arbeit identifiziert:

- **Neueste wissenschaftliche Fortschritte verstehen und nutzen:** Dies umfasst die Identifizierung und Zusammenfassung der neuesten wissenschaftlichen Erkenntnisse, um Entscheidungsprozesse zu unterstützen, die von der Beantwortung von Kundenanfragen bis zur Identifizierung von Evidenzlücken bei der Generierung von Daten reichen.

- **Schnelle und vollständige Veröffentlichung eigener wissenschaftlicher Fortschritte:** Dies kann die Unterstützung der Kolleginnen und Kollegen beim Verfassen von Primärmanuskripten,

Abstracts, Postern oder Zusammenfassungen für Laien sowie die Koordination der verschiedenen externen und internen Autorinnen/ Autoren beinhalten.

- **Angemessene und sinnvolle Kommunikation der wissenschaftlichen Fortschritte an medizinisches Fachpersonal:** Dies kann das Verfassen von Inhalten umfassen, die auf verschiedenen digitalen Kanälen veröffentlicht werden sollen. Die Anpassung dieses Inhalts an verschiedene Formate (z. B. Web, soziale Medien, Video) und Sprachen zur Wiederverwendung in lokalen Märkten ist ebenfalls inbegriffen, ebenso wie die Überprüfung (medizinische und rechtliche Überprüfung), das Hochladen und die Markierung in den relevanten Inhaltsverzeichnissen.

All diese Anwendungsfälle zielen auf Ergebnisse ab, die überprüft und angepasst werden können, bevor sie genutzt werden – dieser Ansatz stellt sicher, dass Mitarbeitende die Anwendung von KI in ihrer Arbeit begleiten und so Vertrauen in die Nutzung solcher Anwendungen und ihrer Ergebnisse gewinnen. Die zusätzliche Überprüfung kann dann leicht genutzt werden, um die entsprechenden KI-Anwendungen weiter zu verbessern und zu trainieren.

Das Risikomanagement ist bei Roche von großer Bedeutung, zumal die von uns hergestellten Produkte das Leben von Menschen beeinflussen können. Das größte Risiko bei der Verwendung von großen Sprachmodellen (LLM) ist das Auftreten von „Halluzinationen". Diese werden durch statistische Anomalien verursacht, die mathematisch korrekt sind, jedoch zu Antworten führen, die von leicht fehlerhaft bis völlig falsch reichen. Um dieses Problem einzudämmen, ist die aktuelle bewährte Methode der Einsatz von Retrieval Augmented Generation (RAG), bei der bekannte Daten oder Inhalte verwendet werden, um das Ergebnis des LLM zu gestalten. RAG ist jedoch nicht perfekt, daher wird zusätzlich der „Human-in-the-Loop"-Ansatz genutzt, um LLM-Ergebnisse zu überprüfen und zu korrigieren, wenn faktenbasierte, kritische Antworten erforderlich sind.

Zusätzliche Komplexität entsteht, wenn man die Daten- oder Inhaltsinputs für LLM-Lösungen betrachtet. Einige der für LLM-Inputs erforderlichen Inhalte oder Daten sind vertraulich und enthalten Geschäftsgeheimnisse oder personenbezogene Informationen (PII), die nicht weitergegeben werden können. Weitere Beispiele finden sich in sensiblen Studiendaten oder Informationen, die sich noch in der Überprüfung befinden. Die Veröffentlichung dieser Daten oder Inhalte in einem LLM könnte sie anfällig für eine ungewollte Freigabe durch „Prompt Injection"-Techniken machen, wodurch Roche-Pläne und – Personen ohne spezifische Zustimmung von Roche oder den betroffenen Personen offengelegt werden könnten. Aus diesem Grund ergreift Roche umfangreiche Maßnahmen zur Klassifizierung der Daten und Inhalte, bevor sie einem LLM ausgesetzt werden, als Schlüsselelement, das für jede KI-Lösung bewertet werden muss, egal ob die KI-Lösung von Roche entwickelt oder von einem externen Anbieter gekauft wird.

Mehrwert

Der Einsatz von KI-Fähigkeiten in Schlüsselbereichen hat eine erhebliche strategische Bedeutung für die Entwicklungspipeline von Roche, insbesondere angesichts des sich rasant erweiternden medizinischen Wissens. Das zunehmende Verständnis von Krankheiten und diagnostischen Fähigkeiten treibt die Identifizierung immer spezifischerer Patientensubpopulationen voran, die möglicherweise von maßgeschneiderten pharmazeutischen Interventionen profitieren könnten. Dieser Trend erfordert jedoch einen erheblichen wissenschaftlichen Fokus auf jede Subpopulation, was zu einer steigenden Anzahl von Veröffentlichungen und Kommunikationsmaterialien führt.

Da das medizinische Wissen weiter zunimmt, wird die Notwendigkeit, die Komplexität kleinerer Patientenpopulationen und weiterer Untergruppierungen effizient zu bewältigen, immer dringender. KI spielt eine entscheidende Rolle bei der Rationalisierung der Identifizierung und Charakterisierung dieser Subpopulationen und optimiert so die Entwicklung und Verbreitung wissenschaftlicher Erkenntnisse. Durch den Einsatz von KI ist Roche besser in der Lage, der wachsenden Nachfrage nach gezielten medizinischen Lösungen gerecht zu werden und gleichzeitig den erhöhten wissenschaftlichen Output und die damit verbundenen Kommunikationsmaterialien effektiv zu verwalten.

Unsere KI-Anwendungen zielen daher immer darauf ab, in den folgenden vier Bereichen einen Mehrwert zu schaffen:

- **Zeit:** Wie können die Lösungen den Erstellungsprozess, z. B. einer Publikation, beschleunigen?

- **Kosten:** Wie können die Projektmanagement-Aspekte des kreativen Prozesses optimiert werden? Wie kann dies zu höheren Adoptionsraten von Inhalten auf den Märkten bei geringeren Anpassungsaufwänden führen?

- **Effizienz:** Wie kann der kreative Prozess so optimiert werden, dass das Ergebnis bereits den gesetzten Standards und Erwartungen, z. B. von Behörden oder medizinischen Gesellschaften, entspricht?

- **Konsistenz:** Wie können die Ergebnisse des kreativen Prozesses standardisiert werden, um eine bessere und konsistentere Darstellung von Roche zu gewährleisten?

Während der Evaluation der geschäftlichen Einsatzmöglichkeiten für die KI-Anwendung gab es starke Signale dafür, dass die gezielte Anwendung von KI zu einer Zeitersparnis von 30 % bis 50 % führen könnte, was letztlich zu einer höheren Genauigkeit und potenziell schnellerer Marktreife führen würde. In Verbindung mit einem vernetzten Workflow, bei dem die genannten Ergebnisse in Zusammenarbeit mit menschlichen Interaktionen entstehen, könnte die Effizienzsteigerung sogar bis zu 70 % betragen und entsprechend Kosteneinsparungen ermöglichen.

LLM/Generative KI sind bekannt für ihre kreativen Fähigkeiten, was ein Risiko darstellen kann, wenn in der Anwendung erhöhte wissenschaftliche Präzision erforderlich ist. Daher müssen die Entwicklung der oben genannten Werkzeuge und ihre Ergebnisse kritisch überwacht werden, um eine faire und genaue Darstellung der jeweiligen Daten zu gewährleisten und Verzerrungen und Halluzinationen zu vermeiden.

Ausblick

Die Technologie der Generativen KI erscheint oft nahezu grenzenlos und täglich kommen neue Möglichkeiten und Fortschritte technischer Art hinzu. Im Gegensatz zur sich rasant entwickelnden Technologie ist es für Mitarbeitende nicht immer ganz einfach, mit dieser Entwicklungsgeschwindigkeit Schritt zu halten.

Kontinuierliche Schulungen für Mitarbeitende sind daher unabdingbar und machen eine nachhaltige Weiterentwicklung der

KI-Anwendungen bei Roche erst möglich. Dabei müssen Mitarbeitende zunächst Vertrauen in die neuen Technologien erhalten und dann, wie oben beschrieben, diese achtsam und auch kritisch nutzen und weiterentwickeln.

Durch maßgeschneiderte Kommunikationsmaßnahmen kann ein kontinuierlicher Lernprozess in Gang gesetzt werden, der dafür sorgt, dass die Kolleginnen und Kollegen die KI-Werkzeuge sicher bei ihrer täglichen Arbeit anwenden können. Bei Roche werden diese Bemühungen in mehreren Funktionen durch unsere eigenen „Roche Artificial Intelligence (AI) Ethics Principles" ergänzt, die klare Leitplanken für das Unternehmen vorgeben.

Über die Autoren

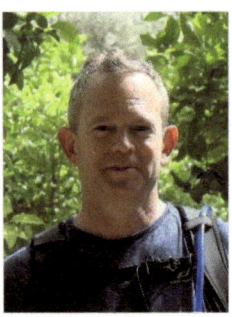

Curtis Newkirk ist engagierter Leiter für Gesundheitsinformatik und KI/ML- sowie Datenstratege, der seit 2013 bei Roche tätig ist. Seine Karriere umfasst verschiedene Positionen im Gesundheitswese, in denen er Innovationen in der Pharma- und Gesundheitsbranche vorantreibt.

LinkedIn-Profil: www.linkedin.com/in/curtisnewkirk

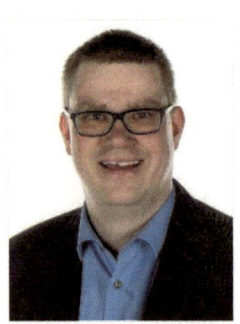

Jörg Corsten ist Senior Director für digitale Transformation und Innovation, der seit 2021 in verschiedenen Funktionen bei Roche tätig ist. Er ist leidenschaftlicher Vorreiter im Bereich der digitalen Kundeninteraktion und des transformativen Wandels. In seiner Arbeit treibt er Strategien und Projekte voran, die Kundenerfahrungen verbessern und Kolleginnen und Kollegen stärken.

LinkedIn-Profil: www.linkedin.com/in/joerg-corsten

Über Roche

Roche ist ein globaler Pionier in der Pharma- und Diagnostikbranche, der sich der Weiterentwicklung der Wissenschaft und der Verbesserung des Lebens von Patientinnen und Patienten verschrieben hat. Mit einem starken Fokus auf die personalisierte Gesundheitsversorgung entwickelt Roche innovative Medikamente und Diagnosetests, die Patientinnen und Patienten sowie Gesundheitsdienstleistern helfen, fundierte Therapieentscheidungen zu treffen. Als führendes Unternehmen in der Biotechnologie strebt Roche nach wissenschaftlicher Exzellenz und bietet Lösungen, um ungedeckten medizinischen Bedarf weltweit zu adressieren.

Die Abteilung Medical Affairs innerhalb der Pharma-Division von Roche fungiert als Bindeglied zwischen der klinischen Entwicklung von Produkten und ihrer Kommerzialisierung. Sie trägt die doppelte Verantwortung, Produkte für die Märkte vorzubereiten und – insbesondere bei neuen Produkten mit neuartigen Wirkungsweisen – diese Märkte ebenfalls vorzubereiten. Diese Aufgabe umfasst verschiedene Tätigkeiten, darunter die Kommunikation der wissenschaftlichen Hintergründe gegenüber der breiten Öffentlichkeit.

Roche erforscht und nutzt KI-Tools verantwortungsvoll in allen Arbeitsbereichen. In diesem Artikel konzentrieren wir uns jedoch ausschließlich auf die Anwendung im Bereich Medical Affairs.

Generative KI in der Diagnostik

Generative KI bietet ein großes Potenzial in der medizinischen Diagnostik, insbesondere bei der Analyse von Bilddaten und der Erkennung komplexer Krankheitsmuster. Durch die Verwendung von Generativen Adversarial Networks (GANs) können subtile Anomalien in medizinischen Bildern sicher erkannt werden, was frühere und präzisere Diagnosen ermöglicht. Generative KI kann jedoch menschliche Expertise nicht ersetzen, und es verbleiben Herausforderungen wie die Transparenz von KI-Entscheidungen, ethische Fragen und unklare Haftungsregelungen. In diesem Kapitel gehen wir auf die Chancen und Risiken des Einsatzes Generativer KI in der Diagnostik ein.

Generative KI in der Medizin: Effizienzsteigerung und neue Möglichkeiten in der Diagnostik

Die traditionelle Diagnostik stützt sich stark auf die Erfahrung des Mediziners bei der Anamnese und körperlichen Untersuchung sowie auf standardisierte Testergebnisse. Dieser Prozess ist zeitintensiv, subjektiv und führt besonders bei seltenen Krankheiten oft zu späten Diagnosen. Zudem werden Patientendaten bei einem Arztwechsel nicht immer vollständig weitergegeben, was zu Informationslücken und Mehrkosten durch doppelte Untersuchungen führt.

Generative KI bietet hier das Potenzial, gerade bei seltenen oder komplexen Krankheitsbildern Muster zu erkennen, die für einen Mediziner nur schwer oder erst nach großem Zeitaufwand erkennbar sind. Insbesondere bei der Auswertung medizinischer Bilddaten – wie Röntgenaufnahmen, MRTs, CT-Scans oder Ultraschallbilder – zeigt Generative KI großes Potenzial. Zwar ist das menschliche Auge, insbesondere bei trainierten Fachärztinnen/Fachärzten wie Radiologen, in der Lage, bemerkenswerte Leistungen bei der Erkennung von Anomalien zu erbringen, dennoch können Feinheiten übersehen werden, die für eine frühzeitige und erfolgreiche Behandlung entscheidend sind.

Generative Adversarial Networks (GANs) sind eine spezielle Art von Generativen KI-Modellen, die für die medizinische Diagnostik trainiert werden können (1). Mithilfe großer Datensätze sind GANs in der Lage, subtile Anomalien in medizinischen Bildern sicher zu erkennen. So lassen sich beispielsweise geringfügige Gewebeveränderungen in einem frühen Stadium, noch vor einer endgültigen Diagnose, entdecken, was entscheidend für den Behandlungserfolg sein kann. So könnte ein GAN etwa winzige Mikroverkalkungen in einem Mammogramm erkennen, die auf frühe Anzeichen von Brustkrebs hinweisen.

Generative KI kann nicht nur zuverlässig Auffälligkeiten in medizinischen Bildern erkennen, sondern diese auch mit Datenbanken abgleichen, um Muster zu identifizieren und so zu einer schnelleren Diagnose beizutragen. In der Radiologie, Neurologie, Onkologie und Dermatologie wird Generative KI bereits erfolgreich eingesetzt. Beispiele dafür sind DeepMind's KI für Augenkrankheiten (2), IBMs Watson in der Onkologie oder das Fast Automated Segmentation Tool (F.A.S.T.) von Redbrick KI, das medizinisches Fachpersonal bei der Segmentierung und Kommentierung von CT-, MRT- und Ultraschallbildern unterstützt. F.A.S.T. kann Bilder in einzelne Segmente zerlegen und sich flexibel an neue Bildtypen anpassen, ohne dass zusätzliche Daten erforderlich sind.

Eine im September 2024 in „Nature Machine Intelligence" veröffentlichte Studie stellte ein fortschrittliches, auf Generativer KI basierendes Modell vor, das in der Lage ist, virtuelle Färbungen von Krebsgewebe zu erzeugen (3). Diese Studie, durchgeführt von Forschenden der Universitäten Lausanne und Bern, markiert einen wesentlichen Fortschritt in der pathologischen Analyse und Diagnose von Krebserkrankungen. Automatisierte Erkennungsmethoden können dabei helfen, Hautkrebs (4), Lungenerkrankungen (5) oder Veränderungen im Gehirn frühzeitig zu identifizieren. Ebenso lassen sich Laborwerte und genetische Daten durch KI-gestützte Systeme effizient abgleichen.

Generative KI kann Ärztinnen und Ärzte unterstützen, indem sie große Datenmengen analysiert, Befunde bestätigt und die Diagnose von komplexen oder seltenen Krankheiten beschleunigt. Darüber hinaus kann sie medizinische Befunde auf verständliche Weise für Patientinnen und Patienten aufbereiten. Wie im vorherigen Kapitel erwähnt, können durch KI auch synthetische medizinische Bilder erzeugt werden, was die Qualität der Diagnostik weiter verbessert. Dies ist besonders nützlich, wenn Trainingsdaten begrenzt oder nur schwer zugänglich sind. Zudem kann KI fehlende Bildsegmente ergänzen, die Auflösung erhöhen oder Bildrauschen reduzieren.

Grundsätzlich ist Generative KI in der Lage, Bilddaten mit anderen medizinischen Daten wie Blutbildern oder genetischen Informationen abzugleichen, um umfassendere Diagnosen zu ermöglichen. Durch die Analyse historischer und Echtzeitdaten können bestimmte Erkrankungen oft früher erkannt werden – häufig noch bevor klinische Symptome auftreten. Beispiele hierfür sind die prädiktive Erkennung von Alzheimer oder Herzkrankheiten anhand von Bilddaten und Mustern.

Generative KI in der Diagnostik: Chancen, Grenzen und Herausforderungen

Generative KI hat ein großes Potenzial, Mediziner in der Diagnostik zu unterstützen. Allerdings besteht auch die Gefahr von Fehldiagnosen insbesondere, wenn die Modelle auf unvollständigen oder verzerrten Daten beruhen. Aus diesem Grund ist eine Überprüfung durch medizinisches Fachpersonal nach wie vor unerlässlich. Ein weiteres Problem ist, dass die Entscheidungsprozesse von KI-Algorithmen – wie beispielsweise die der oben erwähnten GANs – oft nicht transparent sind. Dies stellt eine Herausforderung für Ärztinnen und Ärzte dar, die die Ergebnisse verstehen und ihnen vertrauen müssen.

Darüber hinaus müssen Mediziner auch die ethischen Implikationen des Einsatzes von Generativer KI in der Diagnostik berücksichtigen. Die Gesellschaft für Nuklearmedizin und molekulare Bildgebung hat vier große ethische Risiken identifiziert: Schutz der Privatsphäre der betroffenen Personen, Datenqualität und Modellwirksamkeit, Fairness gegenüber marginalisierten Bevölkerungsgruppen und Transparenz der klinischen Leistung (6). Fragen wie: „Wer trägt die Verantwortung für fehlerhafte Diagnosen?" oder „Wer haftet für die Richtigkeit der Diagnoseergebnisse?" sind nur einige Fragen, die uns im Bereich der Diagnostik beschäftigen werden. Derzeit ist der Rechtsrahmen für die Arzthaftung bei der Anwendung von KI unzureichend und bedarf dringender Maßnahmen, da es keine einheitliche und spezifische Regelung für die Haftung der verschiedenen an der KI-Lieferkette beteiligten Parteien und der Endnutzerinnen und Endnutzer gibt (7). Weiterführende Informationen dazu finden Sie im Kapitel"Datenschutz und Rechtliches beim Einsatz Generativer KI".

Fortschritt durch Feedback: Generative KI als Ergänzung in der medizinischen Diagnostik

Die Zukunft der Diagnostik mit Generativer KI bleibt spannend. Beispiele wie die Erstellung dreidimensionaler Modelle oder Videos aus zweidimensionalen Bildern, Applikationen, die per Mobiltelefon Hautkrebs zuverlässig erkennen, oder die nahtlose Integration Generativer KI in den Arbeitsalltag von Kliniken und Praxen zeigen das enorme Potenzial dieser Technologie. Wichtig ist jedoch zu betonen, dass Generative KI die medizinische Fachexpertise in der Diagnostik nur ergänzen, aber nicht ersetzen kann.

Trotz des Fortschritts sollten wir uns bewusst sein, dass diese Technologien durch kontinuierliches Feedback von Ärztinnen und Ärzten, medizinischem Fachpersonal und auch Patientinnen und Patienten stetig verbessert werden. Dies wird dazu beitragen, die Diagnostik langfristig zu optimieren und zu präzisieren. Es bleibt spannend, welche weiteren Fortschritte in der Zukunft auf uns warten.

Fazit

Das Kapitel zeigt das Potenzial Generativer KI in der Diagnostik, besonders bei der Analyse von Bilddaten und der Erkennung komplexer Krankheitsmuster. Sie unterstützt Ärztinnen und Ärzte dabei, frühere und präzisere Diagnosen zu stellen, kann jedoch menschliche Expertise nicht ersetzen. Herausforderungen wie die Transparenz von KI-Entscheidungen, ethische Fragen und unklare Haftungsregelungen bestehen weiterhin. Trotz dieser Hürden bleibt Generative KI ein vielversprechendes Instrument, das durch kontinuierliches Feedback verbessert werden kann und die Diagnostik langfristig optimieren wird.

Quellen

1. https://arxiv.org/abs/1809.07294.
2. https://www.nature.com/articles/s41591-018-0107-6.
3. https://www.nature.com/articles/s42256-024-00889-5.
4. https://www.ncbi.nlm.nih.gov/pmc/articles/PMC9759648.
5. https://www.sciencedirect.com/book/9780128104088/deep-learning-for-medical-image-analysis.
6. https://www.ncbi.nlm.nih.gov/pmc/articles/PMC10690124.
7. https://www.ncbi.nlm.nih.gov/pmc/articles/PMC10711067.

Generative KI in der (klinischen) Forschung

In der Forschung wird Generative KI heutzutage vielfältig eingesetzt. Einsatzgebiete reichen von der Zusammenfassung und dem Schreiben wissenschaftlicher Publikationen, dem Erstellen von Forschungsanträgen und Berichten, der Generierung synthetischer Daten, der Wirkstoffsuche, bis zum Design von neuen Molekülen, um nur einige Beispiele zu nennen. In diesem Kapitel gehen wir auf Chancen und Risiken der Nutzung Generativer KI in der Forschung ein.

Herausforderung Publikationsflut: Effiziente Meta-Analysen durch Generative und klassische KI

Die Anzahl wissenschaftlicher Publikationen, die pro Jahr veröffentlicht werden, steigt seit Jahren kontinuierlich an. Allein im Jahr 2022 wurden 5,14 Millionen wissenschaftliche Artikel veröffentlicht (1), ein großer Teil davon sind Publikationen im Bereich Medizin. Hier stets den Überblick zu behalten und nichts zu verpassen, ist eine Herausforderung – insbesondere da zahlreiche Publikationen in Chinesisch dokumentiert werden. Generative KI kann eine Meta-Analyse unterstützen, indem sie medizinische Fachliteratur zusammenfasst, übersetzt, oder auch Vorhersagen und Hypothesen erstellt bzw. validiert (z. B. in der COVID-19-Forschung). Klassische KI würde hingegen die Analyse, Klassifikation, Datenextraktion und Mustererkennung in der Meta-Analyse abdecken. Forschende können durch die Nutzung Generativer oder klassischer KI – oder idealerweise einer Kombination aus beiden – schneller auf relevante und neue Erkenntnisse zugreifen, was die Synthese von Ergebnissen beschleunigt und so schnell zu neuen, relevanten Erkenntnissen führt.

Dass solche Prozesse voll automatisiert werden können, zeigt das Unternehmen Sakana KI, das im August 2024 seinen „KI Scientist" vorgestellt hat (2). Das KI-System entwickelt autonom wissenschaftliche Ideen, plant Experimente und führt diese aus, analysiert und schreibt wissenschaftliche Artikel. Der „KI Scientist" beinhaltet einen automatisierten Peer-Review-Prozess, der generierte Arbeiten mit nahezu menschlicher Genauigkeit bewertet und Feedback liefert. Das System arbeitet iterativ, entwickelt Ideen weiter und baut ein wachsendes Wissensarchiv auf, ähnlich der menschlichen wissenschaftlichen

Gemeinschaft. In seiner ersten Demonstration hat der „KI Scientist" Forschung in verschiedenen Teilbereichen des maschinellen Lernens durchgeführt und neue Beiträge in populären Bereichen wie Diffusionsmodellen, Transformers und „Grokking" entdeckt. Ein solcher „KI Scientist" ist aber auch durchaus in der medizinischen Forschung denkbar. Technologien wie diese werden die Art und Weise, wie (medizinische) Forschung betrieben wird, revolutionieren, indem sie den Prozess der wissenschaftlichen Entdeckung effizienter und automatisierter gestalten.

Synthetische Daten für die Zukunft der Medizin: Potenziale und Hürden in der KI-basierten Forschung

Mit der Generativen KI hat das Feld der Generierung synthetischer Daten in der Medizin einen neuen Aufschwung erhalten. Synthetische Daten werden simuliert oder erzeugt, u. a. mit dem Ziel der Erweiterung von Datensätzen für prädiktive Analysen, verbesserter Diagnostik oder der Entwicklung digitaler Zwillinge für die personalisierte Medizin (3). Diese Daten können Forschenden helfen, Hypothesen zu testen, ohne sich auf reale Datenquellen verlassen zu müssen, die möglicherweise schwer zugänglich sind. Deep-Learning-Strukturen wie GANs und VAEs, agentenbasierte ökonometrische Modelle und stochastische Differentialgleichungen sind die Basis dieser synthetisch generierten Daten.

Synthetische Daten verbessern beispielsweise die Vorhersagekraft von KI-Modellen in der personalisierten Medizin, gewährleisten faire Behandlungsempfehlungen für unterschiedliche Patientengruppen und ermöglichen Forschenden den Zugang zu hochwertigen, repräsentativen multimodalen Datensätzen ohne sensible Patientendaten preiszugeben.

Synthetische Daten werden zunehmend auch in der Arzneimittelentwicklung, bei klinischen Studien als Vergleichsgruppen oder im Bereich Seltene Krankheiten eingesetzt, um dort die Prozesse zu beschleunigen und zu optimieren. Sie werden aber auch als Alternative im Bereich Pharmakovigilanz bei der Prüfung der Sicherheit oder Verträglichkeit eingesetzt. Die Anwendungsbereiche umfassen das De-novo-Molekuldesign, die Optimierung von Leitstrukturen, Retrosynthese und Reaktionsvorhersage, die Vorhersage von Protein-Ligand-Interaktionen sowie die Generierung von 3D-Strukturen (4). Im Bereich der klinischen Studien ermöglichen synthetische Daten die Simulationen verschiedener Behandlungsszenarien. Dies kann Forschende bei der Hypothesenbildung unterstützen und wichtige Daten liefern, noch bevor reale Studien durchgeführt werden.

Allerdings gibt es auch Herausforderungen wie die begrenzte Interpretierbarkeit der Modelle, Schwierigkeiten bei der Generierung synthetisch zugänglicher Moleküle, einen Mangel an qualitativ hochwertigen Trainingsdaten und die Notwendigkeit der Integration verschiedener Datentypen. Zudem bestehen Bedenken, insbesondere hinsichtlich der Datenqualität, potenzieller Verzerrungen, Interpretationsprobleme der Algorithmen, Datenschutzrisiken und ein Mangel an robusten Prüfmethoden.

Um diese Herausforderungen zu meistern, besteht die Notwendigkeit neuer regulatorischer Rahmenbedingungen und „Privacy-by-Design"-Ansätze.

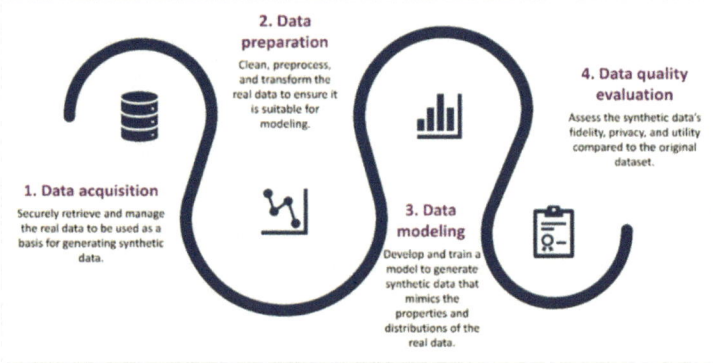

Abbildung 8: Prozess der Generierung synthetischer Daten.

Generative KI-Technologien für die Forschung

AlphaGeometry

AlphaGeometry wurde vom Unternehmen DeepMind entwickelt und ist ein KI-System, das komplexe geometrische Probleme lösen kann. Für Unternehmer im Gesundheitswesen eröffnet dies neue Möglichkeiten in der medizinischen Bildgebung und Diagnostik. Die Fähigkeit des Systems, räumliche Beziehungen zu analysieren, könnte die Präzision bei der Interpretation von MRT- oder CT-Scans erheblich verbessern. Dies ermöglicht eine genauere Diagnose und effektivere Planung von Behandlungen, insbesondere in Bereichen wie der Orthopädie oder Neurochirurgie, wo räumliches Verständnis entscheidend ist.

AlphaFold

AlphaFold, ebenfalls von DeepMind entwickelt, konnte die Vorhersage von Proteinstrukturen revolutionieren. Die schnelle und genaue Vorhersage von Proteinstrukturen beschleunigt die Medikamentenentwicklung erheblich, reduziert Kosten und ermöglicht die Erforschung bisher schwer zugänglicher Krankheitsmechanismen. Dies könnte zu bahnbrechenden Therapien für komplexe Erkrankungen führen und die Effizienz in der Arzneimittelforschung drastisch steigern. Mehr dazu in unserem Kapitel – Generative KI-Technologien für die Medizin. Prof. Demis Hassabis, CEO von Google DeepMind, und Prof. John Jumper, Direktor bei Google DeepMind, erhielten im Oktober 2024 den Chemie-Nobelpreis für ihre revolutionäre Arbeit an Proteinen.

Perplexity

Perplexity ist ein fortschrittliches KI-Recherche-Tool und eine Alternative zu ChatGPT, für eine effiziente Informationsbeschaffung und – analyse. Es kann schnell relevante und aktuelle medizinische Forschungsergebnisse zusammenfassen, was besonders in der evidenzbasierten Medizin von großem Wert ist. Für Entscheidungsträger in Kliniken oder Gesundheitsorganisationen bedeutet dies einen schnelleren Zugang zu aktuellen Erkenntnissen, was die Entscheidungsfindung bei der Patientenversorgung und bei der Implementierung neuer Behandlungsmethoden verbessern kann. Perplexity liefert zudem auch immer die Quellenangaben.

Mixtral 12B NeMo für Forschung

Mixtral 12B NeMo wurde von den Firmen Mistral KI und NVIDIA entwickelt und ist ein leistungsstarkes Sprachmodell, das für die medizinische Forschung von großer Bedeutung ist. Für Unternehmer in der medizinischen Forschung bietet es Möglichkeiten zur automatisierten

Analyse großer Mengen medizinischer Literatur, zur Generierung von Forschungshypothesen und zur Unterstützung bei der Erstellung wissenschaftlicher Publikationen. Seine Fähigkeiten in der mehrsprachigen Verarbeitung können auch die internationale Zusammenarbeit in der medizinischen Forschung erleichtern und beschleunigen, was zu einer globaleren und effizienteren Forschungslandschaft führt.

NVIDIA BioNeMo™

NVIDIA BioNeMo™ ist eine leistungsstarke KI-Plattform, die speziell für biomedizinische und pharmazeutische Forschung entwickelt wurde. Sie ermöglicht es Gesundheitsfachkräften, komplexe Proteine, Moleküle und biologische Systeme schnell zu modellieren und zu analysieren. Durch den Einsatz von KI und maschinellem Lernen unterstützt BioNeMo™ die Entdeckung neuer Arzneimittel, beschleunigt die Wirkstoffforschung und optimiert personalisierte Therapieansätze. Dies spart nicht nur Zeit, sondern verbessert auch die Genauigkeit in der biomedizinischen Forschung und Entwicklung.

Med-PaLM 2

Med-PaLM 2 zeichnet sich durch seine Spezialisierung auf medizinische Fragestellungen aus, da es gezielt für den medizinischen Bereich optimiert wurde. Es wurde mit einer Vielzahl von medizinischen Daten trainiert, darunter wissenschaftliche Artikel, klinische Leitlinien, medizinische Lehrbücher und öffentliche Gesundheitsdatenbanken. Besonders hervorzuheben ist, dass es in der Lage ist, medizinische Fachsprache präzise zu interpretieren und evidenzbasierte Antworten zu liefern. Durch das Training mit umfangreichen, qualitativ hochwertigen medizinischen Texten unterstützt es Forschende dabei, detaillierte und verlässliche Antworten zu klinischen und wissenschaftlichen Fragestellungen zu erhalten.

Scispace

SciSpace (früher Typeset) ist eine KI-gestützte Plattform, die Forschenden dabei hilft, wissenschaftliche Literatur effizient zu verwalten und zu analysieren. Sie bietet Funktionen wie „Chat mit PDF", die es den Nutzerinnen und Nutzern ermöglichen, direkt mit Forschungsarbeiten zu interagieren, Fragen zu stellen und sich komplexe Inhalte erklären zu lassen. Diese Funktion erleichtert insbesondere Literaturrecherchen, das Vereinfachen technischer Abschnitte und das Zusammenfassen von Kernergebnissen. Mit Zugang zu über 200 Millionen wissenschaftlichen Artikeln ist SciSpace ein wertvolles Werkzeug, um verwandte Forschungen zu entdecken und Zitate zu finden. Es ermöglicht das Markieren von Text, das sofortige Erklären schwieriger Passagen und das Extrahieren relevanter Daten oder Zusammenfassungen. Dies macht es besonders nützlich für Forschende sowie Akademikerinnen und Akademiker, die große Informationsmengen schnell verstehen müssen.

Quellen

1. https://wordsrated.com/number-of-academic-papers-published-per-year.

2. https://arxiv.org/abs/2408.06292.

3. https://www.nature.com/articles/s41746-023-00927-34.

4. https://www.sciencedirect.com/science/article/pii/S2001037024002393.

5. https://www.bbc.com/news/articles/czrm0p2mxvyo#:~:text=Google%20DeepMind%20boss%20wins%20Nobel%20for%20proteins%20break-through&text=British%20computer%20scientist%20Professor%20Demis,the%20building%20blocks%20of%20life.

Generative KI in der Klinik

Ein Gastbeitrag von Prof. Dr. med. Katrin Hoffmann, Luzerner Kantonsspital

Die transformative Kraft der Generativen KI wird die Gesundheitsbranche im Laufe der nächsten Jahre signifikant umgestalten, und die meisten Spital-Organisationen beginnen bereits aktiv zu handeln. Natürliche Sprachverarbeitung (NLP) und maschinelles Lernen (ML), von der Patientenrekrutierung für klinische Studien bis hin zu virtuellen Arztassistenten, haben in einer Vielzahl von Anwendungsfällen im Gesundheitswesen deutlich an Bedeutung gewonnen. Neue Generative KI-Modelle haben beispiellose Fähigkeiten bewiesen und das Interesse von Spitälern geweckt, da sie eine bedeutende Erweiterung in den Bereichen der Erzeugung natürlicher Sprache, Zusammenfassung, Übersetzung, Wissensabruf, Schlussfolgerungen sowie im Umgang mit unstrukturierten und ungeordneten Daten darstellen. Generative KI hat das Potenzial, die Transformation des Gesundheitswesens von der Krankenversorgung und reaktionären Behandlung hin zu Prävention und proaktiven Gesundheitscoaching zu katalysieren, indem sie dazu beiträgt, radikal interoperable Daten durch offene, sichere Plattformen zu ersetzten und Patientinnen und Patienten sowie medizinische Mitarbeitende zu befähigen diese zu nutzen. KI wird in Zukunft nahezu alle repetitiven und datenbasierten Aufgaben übernehmen. Die große Herausforderung für Spitäler wird darin bestehen, die richtigen Anwendungen auszuwählen und die Mitarbeitenden auf dem Weg der digitalen Transformation und der Nutzung von KI im Berufsalltag zu unterstützen.

Relevanz für das Themengebiet inkl. Vorteile und Herausforderungen

Die Schweizer Spitäler befinden sich an einem kritischen Punkt, der durch eine Betriebs-, Talent-, Finanz- und Wertekrise gekennzeichnet ist und die ein neues, disruptives Paradigma erfordert (1). Zweifellos wird KI sehr schnell Einzug in den Berufsalltag der Beschäftigten im Gesundheitswesen halten. Derzeit wird KI in vielen Gesundheitseinrichtungen auf der ganzen Welt konzipiert, entwickelt und implementiert, wobei lokale Datensätze für das Training genutzt werden und die Ergebnisse der lokalen Bevölkerungs-/Behandlungskohorte zur Verfügung gestellt werden. Maßgeschneiderte KI-Anwendungen, die nicht skaliert werden können oder wollen (z. B. aufgrund von Systeminkompatibilität oder mangelnder technischer und finanzieller Ressourcen), bergen die Gefahr, dass KI-Innovationen von finanzstarken Gesundheitsorganisationen entwickelt und gepflegt werden und nur für wohlhabende Teile der Öffentlichkeit zugänglich sind. Starke und koordinierte politische, datenbezogene und technische Grundlagen, sowohl innerhalb der Schweiz als auch über die Grenzen hinweg, sind notwendig, um den breiten und gerechten menschlichen Wert freizusetzen, der durch KI möglich ist (2).

Generative KI-Anwendungen bieten einen enormen Wert für die klinische Versorgung in einer Zeit, in der 80 % der Gesundheitsdaten unstrukturiert sind und viele Schnittstellen in der Versorgung, wie z. B. post-akute Einrichtungen und Anbieter, die unterversorgte Patientinnen und Patienten in unterstützenden Einrichtungen behandeln, keinen Zugang zu elektronischen Gesundheitsakten haben (3). Es gibt Schätzungen, dass etwa 1 Billion US-Dollar an Gesundheitsausgaben durch unzureichende Interoperabilität von Patientendaten, Labor- und Bildgebungsergebnissen, genomischen Informationen sowie durch Doppelarbeit und ressourcenintensive, redundante manuelle Arbeitsabläufe verschwendet werden (4). Auch wenn das Extrahieren von Informationen aus medizinischen Dokumenten vielleicht nicht die attraktivste Anwendung von KI ist, so birgt sie doch ein großes Potenzial zur Verringerung von Fehlern und Kosten. So werden beispielsweise 40 % weniger Stunden für die Bearbeitung von Routinepapieren benötigt, wenn selbst die rudimentärsten KI-basierten Extraktionstechniken eingesetzt werden (5). Die Evidenz für den ROI von KI-Anwendungen wird aktuell immer zahlreicher. Etwa 60 % der Unternehmen, die KI-Lösungen implementiert haben, sehen entweder bereits eine positive Kapitalrendite oder erwarten eine solche. Es gibt viele Early Mover im medizinischen Sektor, die bereits mehr als 10 % des EBIT ihrer Unternehmen auf den Einsatz von Generativer KI und die Schaffung eines echten Wettbewerbsvorteils zurückführen (6).

Um sich diesen Wettbewerbsvorteil zu verschaffen, sollten Unternehmen des Gesundheitswesens zunächst den Unterschied zwischen einem „Nehmer" (einer Nutzerin bzw. einem Nutzer verfügbarer Tools, oft über APIs und Abonnementdienste), einem „Gestalter" (einem Integrator verfügbarer Modelle mit eigenen Daten) und einem „Ersteller" (einem Erbauer von eigenen LLMs) verstehen. Angesichts der Komplexität der technischen Implementierung und Integration in einem Unternehmen ermöglicht die funktionsübergreifende Zusammenarbeit den Unternehmen, externe Talente hinzuzuziehen und gleichzeitig den Vorteil zu nutzen, flexible und anpassbare KI-Lösungen zu entwickeln, anstatt Lösungen von der Stange zu kaufen (7). Je nachdem, wie ausgereift die Technologie in einem Unternehmen oder wie einfach ein Anwendungsfall ist, kann der Kauf von öffentlich verfügbaren KI-Produkten eine sinnvolle Alternative sein, um den Mehrwert der Technologie schnell zu nutzen. Direkte Käufe können sinnvoll sein, insbesondere für funktionale Anwendungen, die schneller ausgereift sind, wie z. B. Anwendungen für den Kundenservice.

Anwendungsfälle/Best Practices

Die Evidenz für den Nutzen medizinischer KI-Technologien nimmt stetig zu. Es gibt immer mehr KI-Technologien, die von der FDA, der EMEA oder gemäß der Schweizer Medizinprodukteregulierung zugelassen und durch Studien und klinische Versuche validiert wurden, ähnlich wie bei der Zulassung von Arzneimitteln (8).

Generative KI kann einen enormen Wert in Bereichen schaffen, die die Patientenerfahrung grundlegend verbessern und die administrativen Abläufe rationalisieren können. Insbesondere die Produktivität von Ärztinnen und Ärzten sowie Pflegenden wird von den meisten Expertinnen und Experten als ein Bereich angesehen, in dem KI den größten Mehrwert haben könnte. Darüber hinaus deuten die Erwartungen hinsichtlich des Potenzials der Generativen KI für Anwendungen zur Verbesserung der Patienten- und Mitarbeitendenbindung und – erfahrung, der Verwaltungseffizienz und – effektivität sowie der Qualität der Pflege und der Leistungserbringung darauf hin, dass das Interesse an Generativer KI über die klinischen Anwendungen hinaus in Bereiche vordringt, die die Interaktion mit der Patientin bzw. dem Patienten insgesamt verbessern.

Für Spitäler ist die offensichtlichste Anwendung von Generativer KI das Datenmanagement/Data Mining von Patientenakten. Um für Business Analytics, Data Science oder Clinical Decision Support nutzbar zu sein, müssen die Daten strukturiert und quantifizierbar sein. KI, die

Daten sammelt, speichert, normalisiert und nachverfolgt, ist der erste Schritt zur Revolutionierung der bestehenden Gesundheits-IT- und EHR-Systeme. Algorithmen können solche administrativen Aufgaben automatisieren, so dass Fachkräfte im Gesundheitswesen wertvolle Zeit gewinnen, um sich wieder ihrem Kerngeschäft der Patientenversorgung zu widmen. In der Praxis bedeutet dies Folgendes: Die fortgeschrittene Fähigkeit, die Bedeutung und den Kontext von strukturierten und unstrukturierten Daten in klinischen Notizen und Berichten zu analysieren, aktuelle Berichte vor Terminen zusammenzufassen, Schichtzusammenfassungen zu erstellen, standardisierte Berichte zu generieren, Forschungspapiere zusammenzufassen und Sprache durch KI im Hintergrund während Patientengesprächen für die Dokumentation in Text umzuwandeln, ist möglich und bereits in modernen klinischen Informationssystemen wie EPIC© etabliert (9).

Medizinisches Personal in Spitälern verbringt unzählige Stunden pro Woche mit monotonen und redundanten Verwaltungsaufgaben, von denen die meisten automatisiert werden könnten. Generative KI-Anwendungen werden aktuell bereits für die Dienstplanung, die Ressourcenplanung für Materialien, Räume und Eingriffe, die intelligente Unterstützung bei der medizinischen Leistungskodierung sowie die Abrechnung und Bearbeitung von Forderungen gegenüber Versicherern eingesetzt. Diese Effizienzsteigerung wird in Zukunft zu einer höheren Qualität der medizinischen Versorgung führen und den Stress und die Arbeitsbelastung des medizinischen Personals verringern.

KI-Algorithmen können zudem bei der Entscheidungsfindung für Therapien helfen und die Genauigkeit von Diagnosen verbessern. So zeigen mehrere Studien, dass Radiologinnen und Radiologen mit Hilfe von KI die Genauigkeit der Krebserkennung aus radiologischen Scans verbessern können. Generative KI-Anwendungen können verwertbare Befunde aus radiologischen Berichten extrahieren und die radiologische und pathologische Interpretation unterstützen. Darüber hinaus stehen Generative KI-Anwendungen zur Identifizierung klinischer Risikoprofile zur Verfügung und unterstützen mit Vorschlägen für Behandlungsoptionen und der Erstellung von Behandlungsplänen. Durch die Kombination von Informationen aus der Patientenakte mit klinischem Fachwissen, externen Forschungsergebnissen und Kohortendaten ermitteln die Anwendungen mögliche personalisierte

Behandlungspläne für Patientinnen und Patienten. Darüber hinaus werden Generative KI-Applikationen zunehmend für die medizinische Triage eingesetzt (10).

Generative KI hat das Potenzial, die Patientenerfahrung und die Patienten-Journey vor, während und nach dem Spitalaufenthalt erheblich zu verbessern. Bisher mussten sich Patientinnen und Patienten durch ein komplexes Geflecht von Telefonaten, langen Wartezeiten und mehrfachen Überweisungen bewegen, um die benötigten Informationen zu erhalten. Dies führte oft zu Frustration und Verzögerungen bei der notwendigen Behandlung. Mit der Integration von Generativer KI in das Contact Center können Patientinnen und Patienten eine effizientere und personalisierte Erfahrung machen. Generative KI-Algorithmen werden bereits eingesetzt, um Patientenanfragen zu verstehen und zu beantworten, d. h. Patientinnen und Patienten können mit einem virtuellen Assistenten interagieren, der von Generativer KI unterstützt wird. Zudem gibt es bereits Anwendungen zur Generierung von Antwortentwürfen auf Patientennachrichten, zur Terminvereinbarung mit Chatbots, zur Beantwortung medizinischer Patientennachrichten mit Kundendienst-Chatbots und zur automatischen Übersetzung medizinischer Befunde in eine für Laien verständliche Sprache. Generative KI-Anwendungen sind in der Lage, die Personalisierung von Patientendaten zu verbessern und maßgeschneiderte Empfehlungen und Erinnerungen zu generieren (z. B. zur Einnahme von Medikamenten zu den richtigen Zeiten oder zur Änderung des Lebensstils auf der Grundlage des jeweiligen Gesundheitszustands). Darüber hinaus kann Generative KI Gesundheitsdienstleistern helfen, Risikopatienten zu identifizieren, die zusätzliche Unterstützung benötigen, und so frühzeitige Interventionen und präventive Maßnahmen ermöglichen.

Generative KI hat auch das Potenzial, telemedizinische Dienste zu revolutionieren und die Gesundheitsversorgung zugänglicher und bequemer zu gestalten. Da sich die Technologie weiterentwickelt, wird die Rolle von Generativer KI zu einer weiteren Verbesserung der Patientenerfahrung und des Patientenkomforts führen. Generative KI kann die Telemedizin in Zukunft verbessern, indem sie KI-gesteuerte virtuelle Unterstützung bietet, um schnelle, präzise Informationen oder Empfehlungen abzugeben, häufige Krankheiten zu diagnostizieren, Anleitungen zur Selbstbehandlung anzubieten sowie medizinische

Ratschläge und Behandlungsempfehlungen von zu Hause auszugeben. Dies kann den Patientinnen und Patienten unnötige Klinikbesuche ersparen und das Risiko der Ansteckung mit Infektionskrankheiten verringern. Solche Anwendungen machen medizinische Informationen und Empfehlungen zugänglicher und fördern eine inklusivere, informierte und patientenzentrierte Versorgung (11).

Zukunftsaussichten und Trends

Künstliche Intelligenz wird sich auch auf die Präzisionsmedizin, einschließlich Genetik und Genomik, auswirken. Verschiedene KI-Anwendungen zielen darauf ab, Muster in riesigen Datensätzen mit genetischen Informationen und medizinischen Aufzeichnungen zu erkennen und nach Mutationen und Zusammenhängen mit Krankheiten zu suchen. Detaillierte Vorhersagen sind dahingehend möglich, was auf zellulärer Ebene passiert, wenn die DNA durch natürliche oder therapeutische genetische Modifikationen verändert wird. Dies bietet noch nie dagewesene Chancen für die Entwicklung personalisierter und gezielter Therapien/Interventionen und wird eine wesentliche Rolle bei der Unterstützung klinischer Studien und der Entwicklung individueller Arzneimittel spielen.

Mehrere multiple LLMs (die auf mehreren spezialisierten LLMs basieren) werden in naher Zukunft ihren Weg in die klinische Routine finden. Ein Beispiel dafür ist Med-PaLM von Google, das auf der Grundlage eines riesigen Datensatzes von Texten, Bildern und Codes, darunter medizinische Fachzeitschriften, Lehrbücher und klinische Studien, für die Verarbeitung verschiedener Arten von Inhalten (Bilddaten, Text, Sprache usw.) trainiert wurde (12). Es ist darauf ausgelegt, gesundheitsbezogene Fragen zu einem breiten Spektrum medizinischer Themen, darunter Krankheiten, Behandlungen und Verfahren, zu beantworten, Dokumente zusammenzufassen und Forschungsdaten zu organisieren. Med-PaLM 2 war das erste mLLM, das im MedQA-Datensatz mit Fragen aus der US Medical Licensing Examination (USMLE) eine Leistung auf „Experten"-Niveau erzielte und dabei eine Genauigkeit von über 85 % erreichte. Es wird derzeit an der Mayo-Klinik getestet, mit dem Fokus auf die Integration in Bereiche wie medizinische Forschung, klinische Entscheidungshilfen, Gesundheitsaufklärung, Arzneimittelentwicklung und personalisierte Medizin, basierend auf genetischen Profilen,

Lebensstil und anderen individuellen Faktoren der Patientinnen und Patienten (13). Googles Vorstoß in die medizinische KI ist nicht ohne Konkurrenz. Microsoft entwickelt in Zusammenarbeit mit dem Gesundheitssoftware-Unternehmen Epic© eine ähnliche Technologie, die auf ChatGPT von OpenAI basiert (14).

Es wurde bereits viel Arbeit in die Erprobung und Evaluierung von LLMs für Anwendungsfälle im Gesundheitswesen investiert. Es besteht jedoch ein dringender Bedarf an Evaluierungsschleifen für LLMs, in denen Modelle erstellt, implementiert und dann kontinuierlich durch Nutzerfeedback evaluiert werden (15). Systematische Bias bei der Verwendung von LLMs können sich auf die klinische Entscheidungsfindung, die Ergebnisse für die Patientinnen und Patienten und die Gerechtigkeit im Gesundheitswesen auswirken, insbesondere wenn die Trainingsdaten Verzerrungen enthalten, wie z. B. die Unterrepräsentation bestimmter demografischer Gruppen, die Überbetonung bestimmter Behandlungen oder veraltete medizinische Praktiken (16). Trotz des Potenzials der Generativen KI für viele Anwendungen im Gesundheitswesen müssen Fachleute für digitale Gesundheit diese Tools und ihre Grenzen verstehen (17 – 19). Generative KI kann Verzerrungen aufweisen, den Datenschutz gefährden, Aufforderungen falsch interpretieren und Halluzinationen hervorrufen (20 – 26). In Anbetracht der raschen Verbreitung und Integration dieser Technologie kann die Unkenntnis ihrer derzeitigen Grenzen zu Missbrauch und letztlich zu Patientenschäden und anderen unbeabsichtigten Folgen führen. Organisationen arbeiten mit hochsensiblen, persönlichen Daten, und Entscheidungen auf der Grundlage von KI-Ergebnissen können lebensverändernde Folgen für Menschen und ihre Gesundheit haben. Daher ist es von entscheidender Bedeutung, sicherzustellen, dass die von KI generierten Ergebnisse sowohl genau als auch zuverlässig sind.

Aus diesem Grund werden medizinische Fachkräfte zunehmend zu Gatekeepern für verlässliche Informationen. Sie müssen ihre Fähigkeiten ständig verbessern, um die Antworten solcher KI zu verstehen und zu validieren. Zudem sollten Angehörige der Gesundheitsberufe sowie Patientinnen und Patienten über die Beteiligung der KI am Entscheidungsprozess aufgeklärt werden und Erklärungen für die Empfehlungen der KI erhalten. Bilder, Textaufforderungen, Dokumente und Gesundheitsdaten sind nur einige Beispiele für Daten, die wir an verschiedene KI-Anwendungen und damit an verschiedene Unternehmen/Organisationen weitergeben. Gesundheitsdienstleister müssen sich Gedanken darüber machen, wie sie das Vertrauen der Verbraucher in Generative KI stärken können, damit die Branche das Potenzial der Technologie voll ausschöpfen kann. Die Verbraucher nutzen in der Regel kostenlose und öffentlich verfügbare Generative KI-Tools, um sich mit dieser Technologie für Gesundheits- und Wellnesszwecke zu beschäftigen (27; 28). Dies ist eine Chance für Gesundheitsorganisationen, das Vertrauen zu stärken, indem sie die Verbraucher aufklären, ihnen speziell für das Gesundheitswesen entwickelte KI-Tools zur Verfügung stellen und Bedenken bezüglich des Datenschutzes ausräumen (29).

Es ist notwendig, Kliniker als Change Agents zu engagieren (Verbraucher neigen dazu, großes Vertrauen in die Expertise von Klinikern zu setzen und sich stark auf sie zu verlassen) und gegenüber den Verbrauchern transparent zu sein. Sie möchten darüber informiert werden, wie ihr Gesundheitsdienstleister Generative KI einsetzt, um Entscheidungen in der Gesundheitsversorgung zu unterstützen, Behandlungsoptionen zu identifizieren und Unterstützung zu bieten. Für die Zukunft von Generativer KI in den Spitälern wird eine klare Governance und Regulierung entscheidend sein. Der EU AI Act ist ein Beispiel für den Versuch, eine Balance zwischen den Vorteilen dieser Technologie und den Anforderungen an Datenschutz und Sicherheit zu finden (30).

Fazit

Generative KI wird zukünftig in Spitälern eingesetzt, um die heutigen Behandlungsmodelle zu verändern und neue Wege der medizinischen Versorgung zu schaffen. Generative KI ist eine Lösung für viele der großen Herausforderungen des Gesundheitswesens in Bezug auf Arbeitskräfte, Gewinnspannen, Vertrauen und Wertschöpfung. Sie bietet unmittelbare Möglichkeiten zur Steigerung der Verwaltungseffizienz, zur Hyperpersonalisierung des Behandlungserlebnisses und zur Schaffung digitaler Unternehmen mit Low-Code-Zugang zu Daten und Erkenntnissen sowie reibungslosen Benutzeroberflächen. Um diese Herausforderungen erfolgreich zu meistern, muss die Generative KI jedoch mit einem transformativen Ansatz entwickelt, eingesetzt und skaliert werden, der organisatorische Veränderungen, Ethik und

Vertrauen einbezieht. Trotz dieser vielversprechenden Anwendungen kann Generative KI das medizinische Fachpersonal nicht ersetzen. Vielmehr handelt es sich um ein Werkzeug, das Fachwissen unterstützt und erweitert und dazu beiträgt, Arbeit effizienter und die Patientenversorgung effektiver zu gestalten.

Über die Autorin

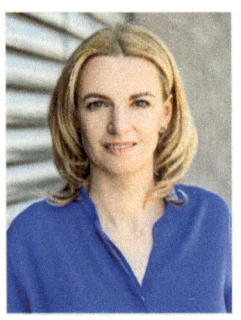

Katrin Hoffmann ist Chief Medical Officer der Luzerner Kantonsspital Gruppe und verantwortet den Bereich Medizinsteuerung und – koordination. Sie ist Fachärztin für Allgemein- und Viszeralchirurgie mit breiter klinischer und wissenschaftlicher Erfahrung und verfügt zudem über einen „Master of Business Administration in Healthcare Management". Neben ihrer klinischen Tätigkeit am Universitätsklinikum Heidelberg, Deutschland, übernahm sie als Expertin im Bereich Medical Strategy and Corporate Development zentrale strategische Projekte zur Weiterentwicklung des Universitätsklinikums. Seit 2023 widmet sie sich als Mitglied der Geschäftsleitung der LUKS-Gruppe der standort- und bereichsübergreifenden digitalen Transformation und verantwortet die Umsetzung innovativer Projekte im Rahmen der Digitalisierungsstrategie. Ihre aktuellen Hauptprojekte liegen in den Bereichen Digital Care, Value Based Healthcare, integrierte Versorgung und Smart Precision Medicine.

Professor Dr. med. Katrin Hoffmann, MBA
Chief Medical Officer Luzerner Kantonsspital Gruppe
Mitglied der Geschäftsleitung

Luzerner Kantonsspital
Spitalstrasse | 6000 Luzern 16
Telefon +41 41 205 42 06 oder +41 79 463 23 00
katrin.hoffmann@luks.ch | www.luks.ch
Prof. Dr. med. Katrin Hoffmann, MBA | LinkedIn

Quellen

1. From code to cure, how Generative AI can reshape the health frontier | Unlocking new levels of efficiency, effectiveness, and innovation Asif Dhar et al. Deloitte 2024.

2. AI in Health: Huge potential, huge risks @OECD 2024

3. Challenges and best practices for digital unstructured data enrichment in health research: A systematic narrative review Jana Sedlakova et al. PLOS Digit Health. 2023 Oct; 2(10): e0 000 347.

4. Tackling healthcare's biggest burdens with generative AI Shashank Bhasker et al. June 2023 McKinsey&Company.

5. Not All AI Is Generative: Finding ROI Faster—and with Less Risk Bevey Miner et al. April 25th, 2024 Leveraging AI for Faster ROI | Consensus.

6. The state of AI in early 2024: Gen AI adoption spikes and starts to generate value Alex Singla et al. 2024 QuantumBlack, AI by McKinsey and McKinsey Digital.

7. Generative AI in healthcare: Adoption trends and what's next Jessica Lamb et al. McKinsey July 2024.

8. The Current State Of Almost 700 FDA-Approved, AI-Based Medical Devices Bertalan Mesko The Medical Futurist Dezember 2023.

9. Generative Artificial Intelligence to Transform Inpatient Discharge Summaries to Patient-Friendly Language and Format. Zaretsky J et al. JAMA Netw Open. 2024 Mar 4;7(3):e240 357.

10. 4 ways GenAI in healthcare improves patient experiences, 4 ways GenAI in healthcare improves patient experiences – (foundever.com).

11. Artificial intelligence algorithm to predict the need for critical care in prehospital emergency medical services Da-Young Kang et al. Scandinavian Journal of Trauma, Resuscitation and Emergency Medicine (2020) 28:17.

12. Capabilities of GPT-4 on Medical Challenge Prob Nori H, King N, McKinney SM, Carignan D, Horvitz E.

13. In Battle With Microsoft, Google Bets on Medical AI Program to Crack Healthcare Industry – WSJ 2023.

14. Google expands generative AI model Med-PaLM to more health customers Google expands generative AI model Med-PaLM to more health customers | Healthcare Dive.

15. Large Language Models in Healthcare: Are We There Yet? Jenelle Jindal et al. Mai 2024 Large Language Models in Healthcare: Are We There Yet? (stanford.edu).

16. genAI in Healthcare the ChatGPT revolution Betralan Mesko et al. The Medical Futurist 2023.

17. Lee P, Bubeck S, Petro J. Benefits, Limits, and Risks of GPT-4 as an AI Chatbot for Medicine. N Engl J Med. 2023; 388:1233 – 1239.

18. Chen S, Kann BH, Foote MB, Aerts HJ, Savova GK, Mak RH, et al. The utility of ChatGPT for cancer treatment information. bioRxiv. 2023.

19. Yeo YH, Samaan JS, Ng WH, Ting P-S, Trivedi H, Vipani A, et al. Assessing the performance of ChatGPT in answering questions regarding cirrhosis and hepatocellular carcinoma. Clin Mol Hepatol. 2023.

20. Omiye JA, Lester JC, Spichak S, Rotemberg V, Daneshjou R. Large language models propagate race

21. Obermeyer Z, Powers B, Vogeli C, Mullainathan S. Dissecting racial bias in an algorithm used to man.

22. Weidinger L, Mellor J, Rauh M, Griffin C, Uesato J, Huang P-S, et al. Ethical and social risks of harm from Language Models. arXiv [csCL]. 2021. Available from: http://arxiv.org/abs/2112.04 359.

23. Carlini N, Tramer F, Wallace E, Jagielski M, Herbert-Voss A, Lee K, et al. Extracting Training Data from Large Language Models. arXiv [csCR]. 2020. Available from: http://arxiv.org/abs/2012.07 805.

24. Zou A, Wang Z, Zico Kolter J, Fredrikson M. Universal and Transferable Adversarial Attacks on Aligned Language Models. arXiv [csCL]. 2023. Available from: http://arxiv.org/abs/2307.15 043.

25. Zamfirescu-Pereira JD, Wong RY, Hartmann B, Yang Q. Why Johnny Can't Prompt: How Non-AI Experts Try (and Fail) to Design LLM Prompts. Proceedings of the 2023 CHI Conference on Human Factors in Computing Systems. New York, NY, USA: Association for Computing Machinery; 2023. pp. 1 – 21.

26. Ji Z, Lee N, Frieske R, Yu T, Su D, Xu Y, et al. Survey of Hallucination in Natural Language Generation. ACM Comput Surv. 2023; 55:1 – 38.

27. Salesforce,"More than half of generative ai adopters use unapproved tools at work," November 15, 2023.

28. Dave Pearson,"Physicians are embracing clinical genAI—in theory, at least," AI in Healthcare, April 17, 2024.

29. Building and maintaining health care consumers' trust in generative AI June 2024 Deloitte Center for Health Solutions.

30. *EU-Gesetz zur künstlichen Intelligenz | Aktuelle Entwicklungen und Analysen zum EU-KI-Gesetz (artificialintelligenceact.eu).*

Generative KI in der Arztpraxis

Ein Gastbeitrag von Dr. med. dent. Thomas Müller, Institut für angewandte Dentronik

Die zahnmedizinische Praxis ist traditionell ein Feld, in dem Präzision und Effizienz unerlässlich sind. Mit dem Aufkommen Generativer KI-Technologien und insbesondere der LLMs erleben wir eine revolutionäre Veränderung in der Art und Weise, wie die ärztliche Gesamtdienstleistung erbracht werden kann. Diese Technologien bieten innovative Lösungen, die weit über die herkömmliche Patientenbetreuung und Praxisverwaltung hinausgehen. In diesem Kapitel erfahren Sie mehr über den Einsatz Generativer KI am Beispiel einer Zahnarztpraxis.

Der Einsatz von angepassten GPT-Modellen und anderen LLMs ermöglicht maßgeschneiderte Prozessoptimierungen in vielen Bereichen der zahnmedizinischen Praxen. Diese Modelle sind in der Lage, komplexe Anfragen zu bearbeiten, automatisierte Antworten zu generieren und Routineaufgaben effizienter zu gestalten. Das bekannteste Beispiel eines LLMs ist ChatGPT, das durch seine Fähigkeit, natürliche Konversationen zu führen, vielfältige Anwendungsmöglichkeiten bietet, darunter die Verbesserung der Patientenkommunikation und – korrespondenz. Diese Technologien tragen dazu bei, administrative Lasten zu reduzieren und die Servicequalität zu erhöhen, was letztendlich zu signifikanten Kosteneinsparungen sowie einer optimierten und individualisierten Patienten-Journey führt.

Ein pragmatischer Ansatz für die Anwendung von KI in der Zahnmedizin berücksichtigt den kritischen Aspekt des Datenschutzes. Moderne KI-Modelle ermöglichen einen datenschutzkonformen Einsatz, indem sie entweder lokal betrieben oder in gesicherten Cloud-Umgebungen gehostet werden, die mit den geltenden Datenschutzgesetzen, wie der DSGVO, konform sind. Die schrittweise Implementierung von KI, beginnend mit einfachen, direkt umsetzbaren Lösungen, ermöglicht eine reibungslose Integration in bestehende Praxisabläufe. Der Einsatz von datenschutzkonformen KI-Technologien wie SwissGPT erweist sich hierbei als besonders vorteilhaft, da insbesondere im Umgang mit Patientendaten die Einhaltung der geforderten Datenschutzstandards sichergestellt werden muss.

Der Einsatz von Sprachmodellen (LLM) reicht von der Verbesserung diagnostischer Prozesse über die Optimierung der Patientenkommunikation bis hin zur Mitarbeitendenfortbildung. Hier einige Beispiele:

1. ChatGPT für die Einordnung von Medikamenten im Kontext einer Therapie

Die Verwaltung und Einordnung von Medikamenten spielen in der zahnmedizinischen Therapie eine kritische Rolle. ChatGPT kann durch die Bereitstellung von Informationen zu Medikamenten, deren Interaktionen und Nebenwirkungen unterstützen. Diese KI-getriebene Beratung hilft Zahnärztinnen und Zahnärzten, die Medikamente ihrer Patientinnen und Patienten unter Berücksichtigung der individuellen medizinischen Krankengeschichte mit der laufenden Behandlung optimal abzugleichen. Dadurch wird die Sicherheit und Effektivität der Therapie optimiert.

Folgender Prompt in ChatGPT ergibt eine Tabelle in der Form von Abbildung 10:

Du bist in der Rolle des Zahnarztes. Ein Patient erscheint mit einer Medikamentenliste in der Praxis, welche der folgenden Medikamente enthält: {Medikament 1, Medikament 2, etc.}. „Erstelle eine Tabelle in der Form {Spalte 1 Präparatname, Spalte 2 Wirkstoff, Spalte 3 Wirkung, Spalte 4 Kontraindikation zum Eingriff XY}"

Eine solche Tabelle kann als Grundlage für ein ausführliches Gespräch zwischen der Zahnärztin bzw. dem Zahnarzt und der Patientin bzw. dem Patienten dienen, um das Risiko und die Sicherheit vor einem zahnärztlichen Eingriff zu bewerten. Sollten personenbezogene Daten in die Anfrage einbezogen werden, empfiehlt sich, statt ChatGPT die datenschutzkonforme Anwendung SwissGPT zu verwenden.

ChatGPT

Als Zahnarzt ist es entscheidend, die Medikamente des Patienten und deren mögliche Wechselwirkungen mit zahnärztlichen Eingriffen zu verstehen. Hier ist eine Tabelle mit den angegebenen Medikamenten, deren Wirkstoffen, Wirkungen und möglichen Kontraindikationen bezüglich der Zahnextraktion:

Präparatname	Wirkstoff	Wirkung	Kontraindikation zu Extraktion
Alendronat	Alendronsäure	Osteoporose-Behandlung	Erhöhtes Risiko für Kiefernekrose
Oxicontin	Oxycodon	Schmerzmittel	Keine direkte, aber Vorsicht bei Schmerzmanagement
Aspirin Cardio	Acetylsalicylsäure	Blutverdünnung, Herzinfarktprävention	Erhöhtes Blutungsrisiko
Dormicum	Midazolam	Beruhigungsmittel	Vorsicht bei Sedierung und Atemwegsmanagement
Methotrexat	Methotrexat	Immunsuppressivum, Antirheumatikum	Erhöhtes Infektionsrisiko
Zyrtec	Cetirizin	Antihistaminikum gegen Allergien	Keine direkte Kontraindikation
Xarelto	Rivaroxaban	Antikoagulans	Erhöhtes Blutungsrisiko

Abbildung 9: Medikamentenliste und Kontraindikationen für zahnärztliche Eingriffe.

2. SwissGPT zur Verbesserung von Korrespondenz und Berichten

Die Erstellung von Korrespondenzen und medizinischen Berichten ist eine zeitintensive Aufgabe in zahnmedizinischen Praxen. SwissGPT kann diese Prozesse durch die automatisierte Generierung von Dokumenten basierend auf vordefinierten Vorlagen und individuellen Patientendaten erheblich beschleunigen. Das Ergebnis sind präzise, kohärente und professionell formulierte Texte, die den administrativen Aufwand reduzieren und es dem medizinischen Personal ermöglichen, sich stärker auf die Patientenversorgung zu konzentrieren.

In der Praxis haben sich u. a. folgende Beispiele bewährt:

- In der Tonalität individuell angepasste Informationsbroschüren zu komplexeren Therapiemaßnahmen: Damit können, ausgehend von einer Standard-Broschüre, adressatengerechte Informationen erstellt werden. Das bedeutet, dass Menschen unterschiedlichsten Bildungsgrades, Interessenlage oder Sprachhintergrund individuell adäquat informiert werden können.

- Hilfestellung in der medizinischen Berichterstattung. Gibt man SwissGPT die erforderlichen Rahmenbedingungen, dann kann es aufgrund von Stichworten einen weitgehend korrekten Bericht erstellen, der nur noch punktuell angepasst werden muss. Der Zeitgewinn ist dabei erheblich.

Hier ist beispielsweise ein Vorlage-Prompt zur Generierung von Arztberichten:

https://www.sophiehundertmark.com/chatgpt-und-generative-ai-fuer-arztberichte/

- Arbeitszeugnisse lassen sich aufgrund von Stichworten und arbeitsrechtlich konformen Vorlagen und eigens definierten Rahmenbedingungen passend und regelkonform erstellen.

3. KI-unterstützte Micro-Lerninhalte

Die kontinuierliche Weiterbildung des Teams ist in der zahnmedizinischen Praxis von entscheidender Bedeutung. Anwendungen wie Eggheads.ai ermöglichen die Erstellung von Micro-Lernmodulen zu Themen wie Datenschutz, Hygiene, Röntgenschutz und Medikamentenabgabe. Durch den Einsatz von KI werden diese Inhalte nicht nur personalisiert, um den spezifischen Bedürfnissen und dem Wissensstand jedes Teammitglieds gerecht zu werden, sondern auch interaktiv gestaltet, um das Engagement und den Lernerfolg zu maximieren. Eggheads.ai vereinfacht die Erstellung von Schulungsmaterialien massiv, indem es Unternehmen ermöglicht, ihre eigenen Texte als Grundlage für Trainingsinhalte zu verwenden. Die KI von Eggheads. ai ist in der Lage, innerhalb kürzester Zeit effektive Kurzschulungen in Form von Quizzen und Text-Dialogen zu kreieren. Diese Inhalte,

entwickelt über die Webplattform von Eggheads.ai, werden über die bevorzugten Kanäle der Mitarbeitenden verteilt, sodass diese die Schulungen auf jedem Gerät mit Internetzugang absolvieren können. Im Gegensatz zu herkömmlichen 60-minütigen Präsenzschulungen bieten diese 5-Minuten-Lerneinheiten eine viel höhere Interaktivität.

Darüber hinaus helfen diese Kurzschulungen bei der Erfüllung regulatorischer Anforderungen und können als dynamische Feedback-Tools eingesetzt werden.

Als besonderes Feature ermöglicht die Plattform zudem die Interaktion mit unternehmensspezifischen Dokumenten. Mitarbeitende können Fragen zu Dokumenten, wie beispielsweise zu Qualitätssicherungsunterlagen, stellen und erhalten Antworten direkt aus der integrierten Wissensdatenbank (Abbildung 11).

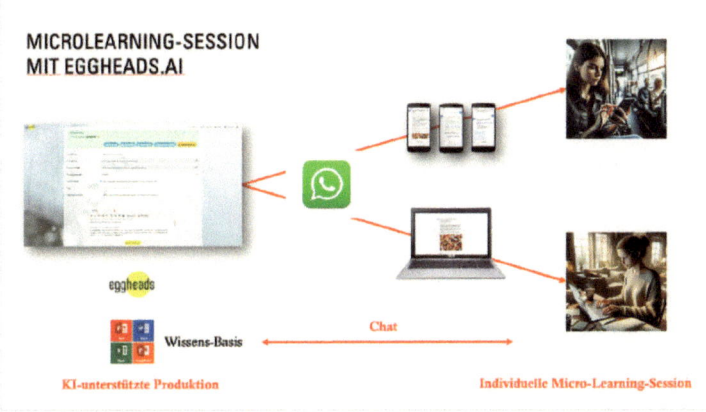

Abbildung 10: Aufbau Microlearning-Plattform von Eggheads.ai.

4. Konsultation von Fachliteratur durch den „KI-Agenten"

Um in der schnelllebigen Welt der Medizin auf dem neuesten Stand zu bleiben, ist der Zugang zu aktuellen Forschungsergebnissen unerlässlich. „KI-Agenten" wie SciSpace revolutionieren die Art und Weise, wie zahnmedizinische Fachkräfte Fachliteratur konsultieren. SciSpace durchsucht stichwort- oder fragegetrieben die größten medizinischen Bibliotheken und liefert präzise Zitationen und Zusammenfassungen relevanter Artikel. Diese Funktion erleichtert es Praxisinhabern und medizinischem Personal, sich schnell über die neuesten Behandlungsmethoden, Studienergebnisse und Branchentrends zu informieren. SciSpace (www.typeset.io) ermöglicht es, sehr rasch Fachliteratur zu finden. Nach erfolgter Frage bzw. Eingabe von Suchbegriffen erhält man eine Übersicht über die Top-Artikel zum Thema. Dazu gibt es eine kurze Zusammenfassung sowie die Möglichkeit, das Dokument ins Zitationsprogramm zu überführen oder mit dem verlinkten PDF zu chatten (also Fragen zu stellen). Das macht die Literatursuche nicht nur spannend, sondern auch sehr effektiv.

5. Speech-to-text

Die Aufzeichnung und Bearbeitung von Sprache revolutioniert die Art und Weise, wie Patientenanfragen bearbeitet werden können. Indem ein KI-Assistent Anrufe automatisch entgegennimmt und Routineanfragen effizient verwaltet, wird die Telefonzentrale der Praxis massiv entlastet. Anwendungen wie aaron.ai oder vitas.ai sind bereits weit fortgeschritten und erlauben eine 24-Stunden-Erreichbarkeit der Praxis. Bemerkenswert ist die Fähigkeit der Systeme, die Anliegen richtig zu verstehen und zu priorisieren. Dies erfordert selbstverständlich ein spezifisches Training. Je nach Anliegen können auch Folgeaktivitäten automatisiert werden (z. B. der Versand einer Rechnungskopie per E-Mail). Eine weitere hilfreiche Anwendung von Speech-to-text bietet die Möglichkeit, Patientengespräche, z. B. Anamnesen, die in verschiedenen Dialekten geführt werden, aufzuzeichnen. Diese Gespräche werden dann nicht nur ins Hochdeutsche transkribiert, sondern auch zusammengefasst, um sie anschließend direkt in die Patientenakte einfließen zu lassen. Dadurch wird der administrative Aufwand für Ärztinnen und Ärzte deutlich reduziert, da sie ein Werkzeug an die Hand bekommen, mit dem sie ihre Patientenakten effizienter und effektiver führen können. Bekannte und datenschutzsichere Lösungen sind: alpineai.swiss/mental oder auch playnvoice.com.

6. Prozessdarstellung mit dem CustomGPT „Prozessuator"

Die zunehmende Notwendigkeit für Praxen, ihre Prozesse gemäß den Standards des Qualitätsmanagements zu dokumentieren, stellt eine Herausforderung dar, insbesondere wenn es den Verantwortlichen an den nötigen Kenntnissen mangelt. Hier bietet sich ein maßgeschneiderter Einsatz von ChatGPT an, den wir für unsere Praxis mit dem Namen „Prozessuator" entwickelt haben. Dieses spezialisierte CustomGPT kann dazu verwendet werden, beliebige Prozesse in einer übersichtlichen Tabellenform zu erfassen. Diese Darstellung beinhaltet QM-relevante Informationen wie die Beschreibung des Prozesses, den Input, den Output, die verantwortliche Rolle sowie die beteiligten Personen. Ein solches Tool ist in der Lage, die Anforderungen an die Dokumentation eines Prozesses zu 80 – 90 % direkt abzudecken (Abbildung 12), wobei nur noch die restlichen 10 % durch praxisspezifische Anpassungen ergänzt werden müssen. Statt mit einem „leeren Blatt Papier" zu starten, erhält man ab Beginn eine 80 %-Lösung für die Weiterentwicklung. Dies ist ungemein zeit- und damit kostensparend.

Zeilenzahl	Prozessschritt	Input	Output	Verantwortliche Person	Ev. weitere Person
1	Sammeln der zu desinfizierenden Instrumente	Gebrauchte Instrumente	Bereit zur Desinfektion	Dentalassistentin	
2	Vorspülen und Reinigen	Verschmutzte Instrumente	Vorgereinigte Instrumente	Dentalassistentin	
3	Verpacken der Instrumente	Vorgereinigte Instrumente	Verpackte Instrumente für die Desinfektion	Dentalassistentin	
4	Durchführung der Thermodesinfektion	Verpackte Instrumente	Desinfizierte Instrumente	Dentalassistentin	
5	Überprüfung des Desinfektionserfolgs	Desinfizierte Instrumente	Dokumentation des Desinfektionserfolgs	Dentalassistentin	QM-verantwortlic Person
6	Lagerung der desinfizierten Instrumente	Desinfizierte, geprüfte Instrumente	Sicher gelagerte, einsatzbereite Instrumente	Dentalassistentin	

Abbildung 11: Darstellung des Prozesses „Thermodesinfektion" erstellt mit dem CustomGPT „Prozessuator".

7. Konzepte erarbeiten mit SwissGPT

Die Erstellung von Konzepten jeglicher Art, sei es ein Führungskonzept, eine Leistungsmessung, eine Personaleinführung oder ein Hygienekonzept, wird durch die Anwendung von SwissGPT enorm vereinfacht. Mit nur wenigen Anfragen kann SwissGPT ein maßgeschneidertes Konzept erstellen, das den spezifischen Anforderungen der Zahnarztpraxis entspricht. Bitten Sie beispielsweise SwissGPT ein Konzept für die Bewirtschaftung des Materials in der Zahnarztpraxis zu erstellen und Sie erhalten innerhalb von Sekunden eine Auflistung und Beschreibung zu

Bestands-Management, Lieferantenbeziehungen, Lagerorganisation, Materialverbrauch, Notfallplanung und kontinuierlicher Verbesserung. Ein solches Erstkonzept bietet eine solide Grundlage, die dann iterativ an die spezifischen Bedürfnisse und Anforderungen der Zahnarztpraxis angepasst werden kann. Dies hilft dabei, die wichtigen Themen nicht zu übersehen und einen effektiven Materialfluss in der Praxis zu gewährleisten.

Über diese sieben Beispiele hinaus eröffnen sich viele weitere Anwendungen von Sprachmodellen in der Zahnarztpraxis.

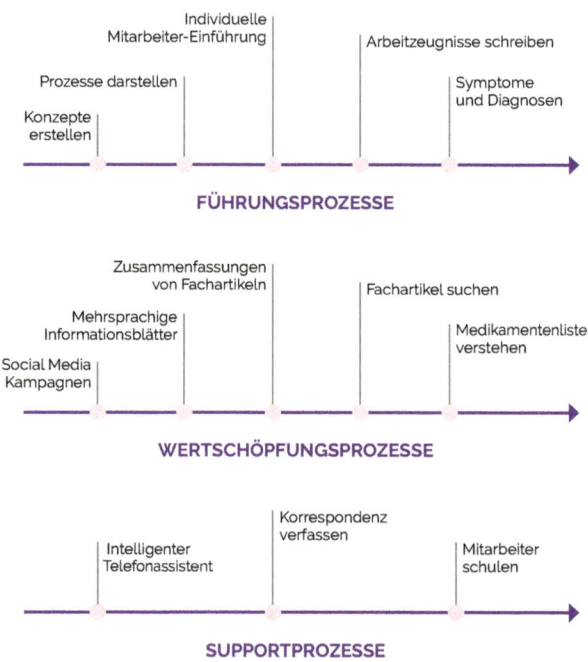

Abbildung 12: Eine Auswahl verschiedener Anwendungen von Sprachmodellen in der Zahnarztpraxis, dargestellt in den drei typischen Prozessebenen: Führungs-, Wertschöpfungs- und Support-Prozesse.

Fazit und Ausblick

Die Anwendungsmöglichkeiten großer Sprachmodelle in der medizinischen Praxis bieten erhebliche Vorteile. Von der Verbesserung der Patientenversorgung durch präzise Medikamenteneinordnung und den Zugang zu aktueller Fachliteratur bis hin zur Optimierung interner Prozesse durch effiziente Dokumentenerstellung und zielgerichtete Weiterbildung – die Einsatzbereiche sind vielfältig und wirkungsvoll. Die Integration der vorgestellten Generativen KI-Tools in medizinischen Praxen repräsentiert eine pragmatische Evolution, die durch den unmittelbaren Mehrwert und die einfache Implementierung charakterisiert ist. Durch den fokussierten Einsatz auf spezifische, wiederkehrende Aufgaben ermöglichen Technologien wie SwissGPT, ChatGPT, Custom GPTs und andere Anwendungen von Sprachmodellen signifikante Effizienzsteigerungen und Kostensenkungen. Die Herausforderungen bei der Implementierung dieser Technologien umfassen die Notwendigkeit der Datenpflege und die anfängliche Schulung des Personals. Lösungsansätze beinhalten die sorgfältige Auswahl von Trainingsdaten, regelmäßige Überprüfungen der generierten Inhalte auf Genauigkeit und die fortlaufende Weiterbildung des Praxispersonals. Die pragmatische und datenschutzkonforme Anwendung von Generativer KI in der Medizin ist ein beispielhaftes Modell für Unternehmen, das zeigt, wie technologische Innovationen erfolgreich und verantwortungsvoll integriert werden können, um die Betriebsführung zu optimieren und die Servicequalität zu verbessern. In einer Zeit, in der die technologische Entwicklung unaufhaltsam voranschreitet, ist die Einführung und Integration von KI-Tools in zahnmedizinischen Praxen nicht nur eine Option, sondern eine Notwendigkeit, um wettbewerbsfähig zu bleiben und den Herausforderungen der modernen Gesundheitsversorgung effektiv zu begegnen.

Über den Autor

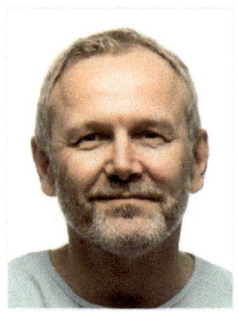

Nach seinem Studium der Zahnmedizin an der Universität Zürich in den Jahren 1985 bis 1991 vertiefte Thomas Müller sein Fachwissen im Rahmen eines Postgraduate-Studiums an derselben Universität in den Jahren 1992 bis 1999 mit der Promotion zum Dr. med. dent. Kurz darauf, im Jahr 1999, legte er den Grundstein für seine berufliche Selbstständigkeit, indem er eine private Zahnarztpraxis in Schaffhausen gründete und bis heute als CEO leitet. Um seine Kompetenzen im Managementbereich zu erweitern, absolvierte Thomas Müller von 2018 bis 2024 einen MBA in Healthcare Transformation am Institut für Kommunikation und Führung IKF in Luzern. Seine unternehmerische Reise setzte er im Jahr 2024 mit der Gründung und Geschäftsführung des Instituts für angewandte Dentronik in Bern fort, was seine Rolle als Pionier in der Verbindung zahnmedizinischer Expertise und technologischer Innovation unterstreicht.

Kontaktinformationen

Dr. med. dent. Thomas Müller
CEO
Institut für angewandte Dentronik IAD
Birkenweg 61
3013 Bern
E-Mail: info@dentronik.ch
Web: www.dentronik.ch

3. KAPITEL

Die Sicht der Patientinnen und Patienten

Patientenperspektive und Partizipation

Ein Gastbeitrag von uma collective

Fast jeder von uns wird sich in seinem Leben einmal in der Rolle der Patientin oder des Patienten wiederfinden. Gleichzeitig kommen wir in unserem Alltag immer wieder in Berührung mit (Generativer) Künstlicher Intelligenz. Im Gesundheitswesen hat die Anwendung von Generativer KI hohes Potenzial, Diagnose und Therapie zu verbessern. Umso wichtiger ist es, dass die Erfahrung und Expertise der Patientinnen und Patienten aktiv in die Entwicklung, Nutzung und Verbesserung von KI-Lösungen einfließt. Denn niemand kennt sich besser im Umgang mit einer Erkrankung oder Situation aus als die betroffene Person selbst.

Die fortschreitende Entwicklung von Generativer KI im Gesundheitswesen bietet große Chancen zur Verbesserung der Gesundheitsversorgung.

KI-gestützte Lösungen, wie diagnostische Algorithmen, personalisierte Therapieansätze und digitale Gesundheitsassistenten, haben das Potenzial, die Entscheidungsfindung und Behandlungsmethoden in der Medizin zu verändern (1). KI kann somit die Qualität der Patientenversorgung erheblich verbessern und sie zugleich zugänglicher gestalten. Das technologische Potenzial von KI ist unbestritten. Der Einsatz von KI muss jedoch immer in den jeweiligen Kontext eingebettet sein. Die Perspektiven der Patientinnen und Patienten in Bezug auf die Gestaltung, Entwicklung und Umsetzung von Anwendungen im Gesundheitswesen werden bislang noch zu wenig berücksichtigt. Eine frühzeitige und umfassende Einbindung der Patientinnen und Patienten in den Entwicklungsprozess von KI im Gesundheitswesen durch Gesundheitsfachkräfte verbessert nicht nur die Qualität der Technologie, sondern erleichtert auch deren Akzeptanz und Anwendung (2).

Dieses Kapitel bietet einen Einblick über die Notwendigkeit zur Einbindung von Patientinnen und Patienten in die Entwicklung von Lösungen im Gesundheitswesen. Es dient als Inspiration für alle, die daran interessiert sind, ihre Lösungen in enger Zusammenarbeit mit den Patientinnen und Patienten aktiv zu gestalten und nachhaltig zu implementieren.

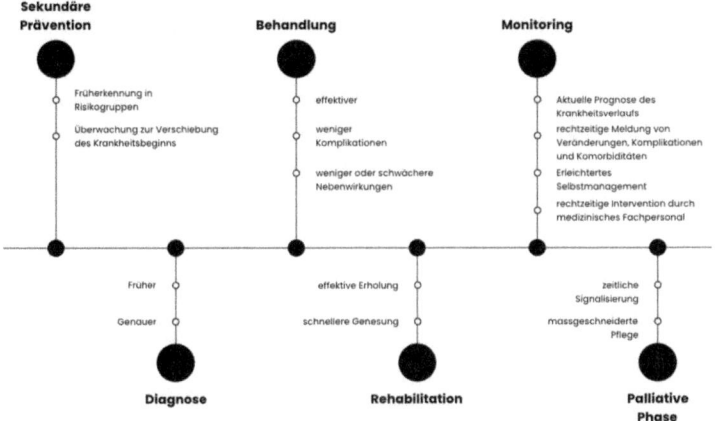

Abbildung 13: Patientinnen und Patienten können in jeder Phase von KI-Anwendung profitieren — KI verändert die Versorgung für Patientinnen und Patienten von der Diagnose über die Behandlung hinweg.

Partizipation von Patientinnen und Patienten als Notwendigkeit

Die Schweizerische Ärztezeitung betont, dass sich die Patientenbeteiligung im Schweizer Gesundheitswesen zwar noch in einer frühen Phase befinde, aber zunehmend an Bedeutung gewinne (4). Patientinnen und Patienten werden zunehmend nicht mehr nur als passive Empfänger von Gesundheitsdienstleistungen betrachtet, sondern als aktive Partnerinnen und Partner bzw. Expertinnen und Experten auf Augenhöhe im gesamten Behandlungsprozess verstanden.

Es ist klar, dass wir die Probleme einer Zielgruppe nicht lösen können, ohne sie an der Analyse, Formulierung und Lösung der Probleme zu beteiligen (5). Die Beteiligung von Betroffenen wird auch politisch aktiv gefordert und durch das Bundesamt für Gesundheit (BAG) unterstützt (6). Ziel ist es, die Lebensqualität und Gesundheit zu verbessern, die Effizienz im Gesundheitswesen zu steigern und Verbesserungspotenziale bei der Versorgungsqualität freizusetzen (7).

Der Einbezug von Patientinnen und Patienten in den gesamten Behandlungsprozess ist nicht nur wünschenswert, sondern notwendig. Es zeigt sich, dass die Patientensicherheit erhöht werden kann, die Gesundheitskompetenz gesteigert und Gesundheitskosten reduziert werden können, wenn wir Patientinnen und Patienten in die Gestaltung und Durchführung der Prozesse einbeziehen (8, 9, 10).

Wenn Patientinnen und Patienten aktiv in die Entwicklung und Weiterentwicklung von Anwendungen einbezogen werden, können ihre Perspektiven, Bedürfnisse und Erfahrungen direkt einfließen. Dadurch wird sichergestellt, dass die entstehenden Lösungen nicht nur technologisch fortschrittlich, sondern auch bedürfnisorientiert, nutzerzentriert und praxisnah sind (11).

Die Beteiligung von Patientinnen und Patienten ist somit ein entscheidender Schritt auf dem Weg zu einer menschenzentrierten Gesundheitsversorgung. Unternehmen, die diesen Weg einschlagen, werden nicht nur innovativer und wettbewerbsfähiger, sondern tragen auch zu einer gerechteren und effektiveren Gesundheitsversorgung bei.

Vertrauen als Schlüsselelement

Die Beziehung zwischen Mensch und Maschine wird unsere Zukunft maßgeblich prägen (12). Doch wie bei jeder neuen Technologie hängt ihr Potenzial von der Zustimmung und Akzeptanz der Beteiligten ab. Ihre Wahrnehmung dieser Technologien und ihr Vertrauen in sie sind entscheidend dafür, dass KI im Gesundheitswesen sowohl praktikabel als auch nützlich ist (13).

Das Vertrauen in Gesundheitstechnologien ist eng mit dem Vertrauen in die Institutionen und das medizinische Fachpersonal verbunden. Eine vertrauensvolle Beziehung zwischen Patient/Patientin und medizinischem Fachpersonal ist entscheidend für die Akzeptanz neuer Technologien (14). Mit zunehmender Gesundheitskompetenz und der Möglichkeit, sich selbst niederschwellig gesundheitsrelevante Informationen anzueignen, entwickeln Patientinnen und Patienten ein neues Selbstverständnis und hinterfragen bestehende Rollen immer mehr (15).

Mit der Einführung von Generativer KI im Gesundheitswesen wird die Beziehung zwischen Patientinnen bzw. Patienten und Fachpersonal noch komplexer. Diese Systeme sind oft schwer zu verstehen, was Unsicherheiten und Ängste auslösen kann. Themen wie Patientensicherheit, mögliche Fehldiagnosen, Voreingenommenheit in den Trainingsdaten sowie Fragen zu Privatsphäre und Datenschutz beschäftigen Patientinnen und Patienten, aber auch das Fachpersonal (16).

Da Menschen bei Gesundheitsfragen auf das Fachwissen des medizinischen Personals vertrauen, ist es wichtig, dass diese Fachpersonen ihr Vertrauen in KI deutlich machen und transparent kommunizieren, wie sie die Technologie anwenden. Eine Studie von Deloitte zeigte, dass 80 % der Personen darüber informiert werden wollen, wie der Gesundheitsdienstleister Generative KI nutzt und wie sich dies auf ihre Diagnose und Behandlung auswirkt (17). Daher wird das Vertrauen in KI und deren Verlässlichkeit als entscheidend angesehen, um die Implementierung von Generativer KI im Gesundheitswesen voranzutreiben (18). Es zeigte sich auch, dass die Akzeptanz von KI gefördert wird, wenn die Endnutzerinnen und Endnutzer bereits in den frühen Phasen der Entwicklung eines KI-Tools einbezogen wurden (13).

Durch den Einbezug von Patientinnen und Patienten in die Entwicklung und die Gestaltung der Anwendung können somit Lösungen geschaffen werden, die patientenzentriert sind, akzeptiert und genutzt werden (19).

Gestalten des Einbezugs von Patientinnen und Patienten

Partizipation ist mit allen Menschen möglich, solange die Prozesse bedürfnisorientiert, individuell ausgerichtet sowie methodisch gut durchdacht sind. Partizipation ist als sozialer Prozess zu verstehen, an dem eine Gruppe von Individuen teilnimmt

- um ihre Bedürfnisse zu identifizieren
- um an den Entscheidungsprozessen teilzuhaben
- um Mechanismen zu schaffen, die ihren Bedürfnissen gerecht werden (20).

Der folgende Abschnitt liefert Denkanstöße zur konkreten Umsetzung der Patientenpartizipation in der Entwicklung von Generativer KI.

Grundhaltung

Wir sehen Patientinnen und Patienten als Expertinnen und Experten im Umgang mit ihrer Erkrankung und ihren Erfahrungen im Gesundheitssystem und wertschätzen die individuellen Erlebnisse. Wir arbeiten partnerschaftlich zusammen.

Formen der Patientenpartizipation

Patientinnen und Patienten können sich auf unterschiedlichen Ebenen an der Entwicklung von Lösungen beteiligen. Es gibt verschiedene Formen der Partizipation, die sich in ihrer Intensität und dem Grad der Mitbestimmung unterscheiden (20).

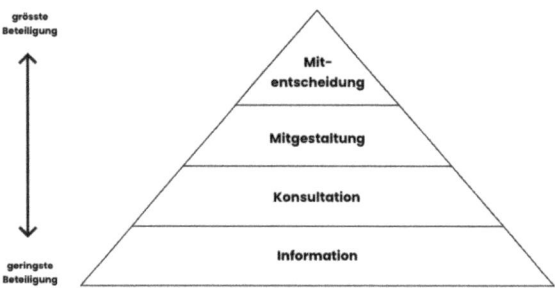

Stufen der Partizipation

Abbildung 14: Die 4 Stufen der Partizipation (20).

- Information: Patientinnen und Patienten werden über relevante Themen informiert
- Konsultation: Patientinnen und Patienten geben Auskunft über ihre Bedürfnisse und Herausforderungen oder geben Feedback zu Inhalten oder Entscheidungen
- Mitgestaltung: Patientinnen und Patienten entwickeln gemeinsam im Team neue Ideen bzw. Lösungskonzepte
- Mitentscheidung: Patientinnen und Patienten treffen gemeinsam im Team Entscheidungen über die Entwicklung

Diese Formen ermöglichen es Patientinnen und Patienten, in unterschiedlichem Maße in Entwicklungen eingebunden zu sein und ihre Gesundheitsversorgung aktiv mitzugestalten.

Die richtige Form und der richtige Zeitpunkt

Wie und wann Patientinnen und Patienten mit Generativer KI in Berührung kommen, hat wiederum einen Einfluss darauf, wie die Einbindung idealerweise gestaltet wird. Im Idealfall werden Patientinnen und Patienten bereits bei der Identifizierung von Bedürfnissen und Herausforderungen sowie in den frühen Phasen der Entwicklung von Generativen KI-Anwendungen einbezogen und bleiben bis zur Implementierung ein Teil davon.

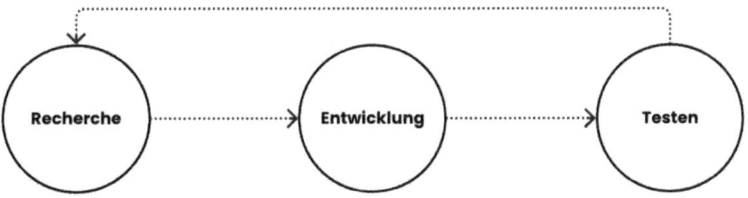

Abbildung 15: Schematische Darstellung des Prozesses auf dem Weg zur Implementierung.

Recherche

In der Recherchephase liegt der Fokus auf der Gewinnung neuer Erkenntnisse und dem Erlangen eines gemeinsamen Verständnisses über die Bedürfnisse und Herausforderungen der Patientinnen und Patienten sowie der aktuellen Diagnose- und Behandlungsabläufe.

Methoden

- Interviews/Umfragen
- Beobachtungen
- Fokusgruppen

Entwicklung

In Form von Co-Creation können Patientinnen und Patienten gemeinsam in einem interprofessionellen Team zur Ideenentwicklung beitragen.

Methoden

- Fokusgruppen
- Workshops
- Brainstorming
- Sounding oder Advisory Board

Testing

In der Testing Phase liegt der Fokus darauf, Feedback zu erarbeiteten Ideen, Prototypen, Produkten oder Services zu erhalten und die tatsächliche Interaktion der KI mit den Patientinnen und Patienten genau zu beobachten und Verbesserungen vorzunehmen.

Methoden

- Fokusgruppen
- Usability-Testing
- Interviews
- Umfragen

Das Zusammenspiel von Patientinnen und Patienten sowie Generativer KI

KI hat das Potenzial, Patientinnen und Patienten in jeder Phase der Gesundheitsversorgung zu unterstützen.

Generell scheinen auch Patientinnen und Patienten über alle Bevölkerungsgruppen und medizinische Fachgebiete hinweg davon überzeugt zu sein, dass KI die Gesundheitsversorgung langfristig verbessern wird. Eine im letzten Jahr veröffentlichte Studie ergab, dass über die Hälfte der Patientinnen und Patienten glaubt, dass die Technologie die Gesundheitsversorgung zumindest etwas verbessern wird. (13). Entscheidend ist, dass Patientinnen und Patienten auf diesem Weg mitgenommen werden.

Konkret bedeutet dies:

Co-Creation: Patientinnen und Patienten sollten aktiv an der Gestaltung und Anpassung von KI-basierten Lösungen mitwirken, insbesondere in Bereichen, die sie direkt betreffen.

Kontinuierliches Feedback: Nach der Implementierung generativer KI-Lösungen sollten regelmäßige Feedbackschleifen eingerichtet werden, um die Erfahrungen der Patientinnen und Patienten zu erfassen und die Technologie gegebenenfalls anzupassen.

Ausblick

In einer Welt, in der die Gesundheitsversorgung zunehmend digital und datengetrieben ist, wird die Fähigkeit der Patientinnen und Patienten, aktiv an ihrer eigenen Gesundheit teilzunehmen, große Fortschritte ermöglichen. Sie erlaubt eine personalisierte und informierte Entscheidungsfindung, verbessert die Kommunikation mit Gesundheitsdienstleistern und fördert die Selbstüberwachung. Gleichzeitig müssen jedoch auch die Herausforderungen und Risiken im Umgang mit KI berücksichtigt werden, insbesondere in Bezug auf Datenschutz, Zugangsgleichheit und ethische Fragestellungen.

Damit Generative KI im Gesundheitswesen tatsächlich einen positiven Beitrag leisten kann, ist es wichtig, dass Patientinnen und Patienten aktiv in die Entwicklung und Implementierung dieser Technologien einbezogen werden. Nur so kann sichergestellt werden, dass die Bedürfnisse und Perspektiven der Patientinnen und Patienten berücksichtigt werden und dass KI nicht nur für, sondern vor allem mit den Patientinnen und Patienten arbeitet. Partizipation dient somit als Grundstein für eine bessere, menschenzentrierte Gesundheitsversorgung.

Quellen

1. Eckstein, J. (2023). Künstliche Intelligenz in der internistischen Versorgung. Die Innere Medizin, 64(11), 1017–1022.

2. Moy, S., Irannejad, M., Manning, S. J., Farahani, M., Ahmed, Y., Gao, E., Prabhune, R., Lorenz, S., Mirza, R., & Klinger, C. (2024). Patient Perspectives on the Use of Artificial Intelligence in Health Care: A Scoping Review. Journal of patient-centered research and reviews, 11(1), 51–62. https://doi.org/10.17294/2330–0698.2029.

3. Netherlands Patients Federation. (n.d.). Patient participation for the embedment of artificial intelligence in healthcare.

4. FMH & Ritter, A. (24. Januar 2024). Teilhabe braucht einen Dialog auf Augenhöhe. Schweizerische Ärztezeitung & Swiss Medical Forum, Ausgabe 4, S. 12 – 15.

5. Ischer, P. & Saas, C. (2019). Partizipation in der Gesundheitsförderung. Arbeitspapier 48. Bern und Lausanne: Gesundheitsförderung Schweiz.

6. Bundesamt für Gesundheit (BAG). (2019, November). Betroffene einbeziehen. Spectra, 125, S. 2 – 3. https://www.spectra-online.ch/de/spectra/ausgaben/betroffene-einbeziehen-138.html.

7. Schweizerische Akademie der Medizinischen Wissenschaften (SAMW). (2016). Patienten und Angehörige beteiligen. Swiss Academies Communications, Vol. 11, No 10.

8. Singh, H., Schiff, G. D., Graber, M. L., Onakpoya, I., & Thompson, M. J. (2017). The global burden of diagnostic errors in primary care. BMJ quality & safety, 26(6), 484 – 494.

9. Stacey, D., Hill, S., McCaffery, K., Boland, L., Lewis, K. B., & Horvat, L. (2017). Shared decision making interventions: theoretical and empirical evidence with implications for health literacy. In Health Literacy (pp. 263 – 283). IOS Press.

10. Hibbard, J. H. (2003). Engaging health care consumers to improve the quality of care. Medical care, 41(1), I-61.

11. Hudecek, M. F., Lermer, E., Gaube, S., Cecil, J., Heiss, S. F., & Batz, F. (2024). Fine for others but not for me: The role of perspective in patients' perception of artificial intelligence in online medical platforms. Computers in Human Behavior: Artificial Humans, 2(1), 100 046.

12. Zukunftsinstitut. (2021). Megatrend-Dokumentation (Vol. Konnektivität). Zukunftsinstitut GmbH.
    Hanna, T. (2023, September 13). Exploring Patient, Provider Perceptions of Healthcare AI. TechTarget. Retrieved August 14, 2024, from https://www.techtarget.com/healthtechanalytics/feature/Exploring-Patient-Provider-Perceptions-of-Healthcare-AI.

13. Banerjee, S., Alsop, P., Jones, L., & Cardinal, R. N. (2022). Patient and public involvement to build trust in artificial intelligence: a framework, tools, and case studies. Patterns, 3(6).

14. Gille, F., Jobin, A., & Ienca, M. (2020). What we talk about when we talk about trust: theory of trust for AI in healthcare. Intelligence-Based Medicine, 1, 100 001.
    Mucher, T. (2024, April 26). Building Trust in Healthcare AI. Memora Health. Retrieved September 8, 2024, from https://www.memorahealth.com/news/how-to-gain-trust-in-healthcare-ai-from-patients-and-provider.
    Fera, B., & Wedel, H. (2024, June 6). Build trust in health care gen AI. Deloitte. Retrieved September 8, 2024, from https://www2.deloitte.com/us/en/insights/industry/health-care/consumer-trust-in-health-care-generative-ai.html.

15. Steerling, E., Siira, E., Nilsen, P., Svedberg, P., & Nygren, J. (2023). Implementing AI in healthcare—the relevance of trust: a scoping review. Frontiers in health services, 3, 1 211 150.

16. Lammons, W., Silkens, M., Hunter, J., Shah, S., & Stavropoulou, C. (2023). Centering public perceptions on translating AI into clinical practice: patient and public involvement and engagement consultation focus group study. Journal of medical Internet research, 25, e49 303.

17. *Fuchs, M., Gerodetti, J., Gerngross, M., Tironi, Y., Casutt, M. & Nowacki, A. (2023). Partizipation von Jugendlichen in Projekten der Gesundheitsförderung. Leitfaden. Gesundheitsförderung Schweiz.*

Über uma collective

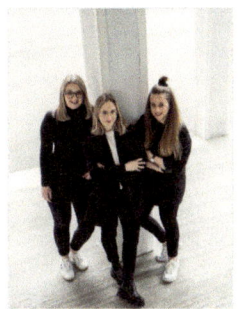

uma collective rückt den Menschen ins Zentrum des Gesundheitswesens, indem die Bedürfnisse von Patientinnen und Patienten, Fachpersonen sowie Angehörigen freigelegt und verstanden werden. uma collective ist eine Beratungsagentur mit Fokus auf das Gesundheits- und Sozialwesen. Sie begleitet Personen und Organisationen auf diesem Weg und befähigt sie darin, unterschiedliche Perspektiven einzunehmen und mit viel Empathie und Kreativität gemeinsam nachhaltige Resultate zu entwickeln.

Über die Autorinnen

Carina Roost

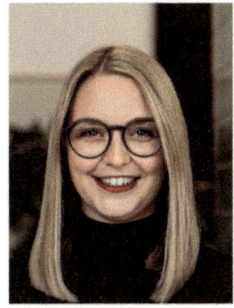

Durch ihren Hintergrund als Creative Consultant und Designerin vereint Carina strategisches und kreatives Denken. Dies befähigt sie, zwischen Menschen zu vermitteln, um ein nachhaltiges Miteinander zu schaffen. Sie ist überzeugt, dass ein gemeinsames Verständnis des Status quo den Weg für Veränderungen ebnet.

Laura Weissberg

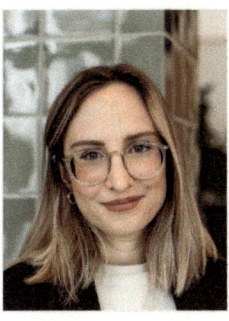

Als Creative Consultant und Psychologin vereint Laura zwei Disziplinen, die eng verwoben sind und stark voneinander profitieren. Der Mensch, sein Verhalten und dessen Beweggründe dahinter faszinieren sie und Laura ist überzeugt, dass dieser Fokus für die Entwicklung effektiver Lösungen essenziell ist.

Nina Bruderer

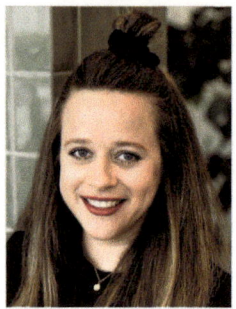

Nina hat einen Hintergrund in Business Administration, Health Design und ist EUPATI CH Patientenexpertin. Sie verbindet strategisches und analytisches Denken mit kreativen Impulsen, um innovative und nachhaltige Lösungen zu entwickeln. Im Zentrum ihrer Arbeit steht stets der Mensch, mit Fokus auf seine individuellen Bedürfnisse.

4. KAPITEL

Die Sicht der Gesundheitseinrichtungen

Interviews mit Branchenführerinnen/ Branchenführern oder Expertinnen/Experten

Dr. Andrea Michael Meyer, Head Global Supply Chain Strategy and Excellence, Vice-President, Sanofi

Wie sehen Sie das Potenzial Generativer KI-Modelle im Gesundheitswesen, insbesondere im Hinblick auf die Verbesserung der patientenzentrierten Versorgung?

Es bieten sich bereits heute zahlreiche Anwendungen entlang der gesamten Wertschöpfungskette, die sich schlussendlich positiv in der Patientenversorgung niederschlagen können.

Große Sprachmodelle (LLM) werden im Bereich der Grundlagenforschung bereits erfolgreich eingesetzt, um beispielsweise Big Data- und Literaturanalysen durchzuführen, aber auch direkt, um neue Medikamente zu finden, indem Proteinsequenzen oder neue mRNA-Moleküle mit pharmazeutischer Wirkung generiert werden. Beispiele hierfür sind die Google BERT LLMs (Bidirectional Encoder Representations from Transformers), ChemBERT und ProteinBERT. Diese Innovationen helfen, schneller und zum Teil völlig neue Ansätze zu finden, die dann als innovative Medikamente auch schneller den Patientinnen und Patienten zur Verfügung stehen, da die Innovationszyklen beschleunigt werden.

Beispiele aus dem Bereich Herstellung und Lieferketten zielen auf eine bessere Verfügbarkeit von Medikamenten auf den Märkten und die Optimierung der Fertigungs- und Lieferketten, die zu erschwinglicheren innovativen Medikamenten führen und damit die Kostenstruktur im Gesundheitswesen entlasten können. Konkret denke ich dabei an Automatisierungen entlang der Produktionsabläufe, der Lieferkette und sehr wichtig, im Bereich der Nachfragevorhersage und Produktionsplanung, insbesondere im Bereich des Integrierten Business Plannings (IBP), wobei Geschäftsentscheidungen auf Basis datengetriebener Szenarien bereichsübergreifend im Unternehmen getroffen werden. Die Planung ist hoch komplex, da sie von schwer vorhersehbaren Marktereignissen beeinflusst wird. Dazu zählen beispielsweise Lieferengpässe bei Wettbewerbern, die die Nachfrage nach dem eigenen Produkt stark ansteigen lassen können, Pandemien, regionale und lokale Konflikte, Naturkatastrophen, Embargos und klimabedingte

Veränderungen. In solchen Fällen stellt Generative KI ein Instrument dar, das im Zusammenspiel mit Predictive KI (Maschinelles Lernen) und den richtigen Datenquellen aus den Märkten wichtige Erkenntnisse zum Entscheidungsfindung- und Planungsprozess beisteuern kann. In klar umrissenen Prozessen kann sie heute bereits Entscheidungen selbständig fällen und diese direkt und ohne Einbezug des Menschen operativ umsetzen. Die Schaffung digitaler Zwillinge von physischen Systemen, wie z. B. der Lieferkette eines Unternehmens, ermöglicht es in Verbindung mit Generativer KI, nahezu in Echtzeit Erkenntnisse zu gewinnen, Alarme auszulösen und zusammen mit der Ursachenanalyse bereits Lösungsvorschläge zu unterbreiten oder sogar automatisch umzusetzen.

Generative KI hilft den Mitarbeitenden in der innovativen pharmazeutischen Industrie, ihre tägliche Arbeit effizienter zu gestalten, z. B. durch den Einsatz von Microsoft Copilot oder anderen Werkzeugen der Generativen KI. Es wird geschätzt, dass die Produktivität eines Whitecollar-Arbeitsplatzes durch die intensive Nutzung dieser Werkzeuge um 10 – 30 % gesteigert werden kann. Dies wiederum ermöglicht eine kostengünstigere Herstellung und Verteilung von Medikamenten und beschleunigt beispielsweise auch Prozessinnovationen. Wichtig ist es auch auf die Möglichkeiten von Softwareagenten einzugehen, die durch Generative KI geschaffen werden. Bereits jetzt gibt es zahlreiche Beispiele, bei denen Generative KI-getriebene Softwareagenten interaktiv mit Menschen interagieren und dann entsprechend Arbeiten in Systemen ausführen. Diese KI-Softwareagenten können beispielsweise, nachdem ihnen die Rahmenbedingungen mitgeteilt wurden, selbständig Reisen buchen oder Berichte schreiben, indem sie aus einer Palette verschiedener Tools diejenigen aufrufen, die sie für die Lösung der Aufgabe als geeignet erachten und die Aufgabe selbständig ausführen. Generative KI wird bereits heute erfolgreich zur Unterstützung bei der Erstellung von Zulassungsdossiers, Produktqualitätsberichten, medizinischen Studienprotokollen usw. eingesetzt.

In der Interaktion mit dem Großhandel, mit Apothekerinnen und Apothekern bzw. Ärztinnen und Ärzten hilft Generative KI in Form von Email-, Chat- und Telefonbots. Informationen zu Bestellungen, Lieferterminen oder Rechnungen werden in Sekundenschnelle gefunden und Auskünfte erteilt. Anfragen werden nur noch in Ausnahmefällen an den Kundenservice weitergeleitet. Informationsmaterialen werden zum großen Teil mit Hilfe von Generativer KI zentral, beispielsweise in Indien, erstellt und dann ebenfalls mittels Generativer KI für die einzelnen Märkte on demand in der richtigen Sprache und unter Bereitstellung der korrekten Fachinformation erstellt.

Im Bereich des Patientenmanagement kann Generative KI Auszüge und Zusammenfassungen über die Patientengeschichte in kürzester Zeit erstellen und anzeigen, was effizientere Abläufe in der Praxis ermöglicht. Dazu wird die sogenannte Retrieval Augmented Generator (RAG) Technik eingesetzt, die das große Sprachmodell mit lokalen Daten erweitert. Auch bei der Terminierung von Visiten und Arztterminen oder generell bei der Korrespondenz können große Sprachmodelle die Effizienz steigern, so dass mehr Zeit für Patientinnen und Patienten statt für administrative Aufgaben bleibt.

In der Diagnose können LLM-basierte Tools einen wichtigen Beitrag leisten. Sie können die Zeit bis zur Diagnose erheblich verkürzen. Medizinisches Wissen wird zur Commodity und Patientinnen und Patienten sind weniger zufälligen Wissensunterschieden der behandelnden medizinischen Fachkräfte und eventuell langen Zeiträumen bis zur Diagnose ausgeliefert.

Compliance und Adhärenz: Generative KI-Tools können auch im Bereich von Patientenprogrammen eingesetzt werden, um einerseits Informationen zur Behandlung zur Verfügung zu stellen oder andererseits die Compliance zu überwachen und gegebenenfalls zu intervenieren.

Im Bereich des Gesundheitsmonitoring und der Pandemiefrühwarnung können Generative KI-Modelle zur Anwendung kommen, indem Gefühlslageanalysen (Sentiment Analysis) in Social Media und Presseartikeln rollierend durchgeführt werden, die Häufigkeit von thematischen Erwähnungen bestimmter Symptome über die Zeit überwacht werden usw. Hier können Natural Language Processing Techniken, Prädikative KI mit LLMs kombiniert zum Einsatz kommen.

In welchen spezifischen Bereichen der Gesundheitsversorgung in der DACH-Region sehen Sie die größten Chancen für den Einsatz von Generativer KI, und welche Anwendungen sind bereits vielversprechend?

In den oben genannten Bereichen kommen sie bereits zum Einsatz. Eine signifikante Steigerung der Zeit von der Einreichung bis zur Zulassung eines Arzneimittels und eine Beschleunigung des Preisbildungsprozesses wären wichtige Bereiche, die den Patienten den Zugang zu innovativen Medikamenten zeitnaher ermöglichen würden, als es heute der Fall ist. Auch eine Beschleunigung in der Anwendung von Generativer KI bei der Diagnosenstellung (jenseits der bereits sehr erfolgreichen Anwendung von KI-Diagnostik in der Bildgebung), dem Patientenmanagement etc. wären von Vorteil, da durch raschere und allenfalls qualitativ bessere Diagnosenstellung die Kosten im Gesundheitssystem gedämpft und zu einer besseren Patientenzufriedenheit beigetragen werden könnte.

Wie bewerten Sie die zukünftige Zusammenarbeit zwischen medizinischen Fachkräften und Generativer KI in der Patientenversorgung? Sehen Sie die Technologie eher als unterstützendes Werkzeug oder als möglichen Ersatz für bestimmte ärztliche Aufgaben?

Aus meiner Sicht werden sich zunächst Anwendungen durchsetzen, die das medizinische Personal unterstützen, sei es bei der Diagnose oder beim Patientenmanagement. Mit der Zeit werden mehr und mehr Aufgaben durch KI-Agenten übernommen und automatisiert werden. Da der Gesundheitsbereich stark reguliert ist, müssen Gesetze und Vorschriften im Laufe der Zeit angepasst werden. Ein wichtiger Aspekt ist, dass ohne eine gute Datengrundlage keine sinnvolle Nutzung der KI möglich ist. Somit sind insbesondere elektronische Patientendossiers ein wichtiger Faktor. Hier wiederum wäre das Einverständnis der jeweiligen Patientinnen und Patienten notwendig. Die Erfassung von Daten in einer möglichst strukturierten Art und Weise hilft bei der Anwendung von KI, wobei Generative KI heute auch genutzt werden kann um Daten „aufzuräumen".

Wo sehen Sie Risiken bei der Nutzung von Generativer KI im Gesundheitswesen?

An erster Stelle steht die Patientensicherheit. KI-Modelle könnten zu Fehldiagnosen führen, z. B. aufgrund von fehlendem Kontext oder falschen Trainingsdaten. KI-Modelle sind anfällig für Vorurteile (den sogenannten Bias). Falls ihre Trainingsdaten einseitig sind, übernehmen sie diese „Ansichten". Auch sind Generative KIs oft eine Art Blackbox.

Sie basieren auf neuronalen Netzen, die mit sehr großen Datenmengen trainiert werden und die kaum transparente Rückschlüsse auf die von ihnen gelieferten Antworten zulassen. Eine umfassende Validierung dieser Modelle, um eine Gefährdung von Patienten definitiv auszuschließen, stellt daher eine große Herausforderung dar.

Ein besonderes Augenmerk ist auf den Datenschutz im Einklang mit den Regulierungen (z. B. DSGVO) zu legen. Die Nutzung beispielsweise lokaler Generativer KI-Modelle, die für den Gebrauch im Gesundheitswesen zugelassen sind, wird entscheidend sein. Es gibt bereits LLMs, die auf Servern laufen können und somit keine Daten herausgeben müssen. Auch eine sorgfältige Anonymisierung könnte unter Umständen noch Rückschlüsse auf einzelne Patienten zulassen.

Zudem gibt es regulatorische (wie oben angedeutet im Bereich Zulassung im Rahmen medizinischer Anwendungen und Medizinprodukte, Datenschutz etc.) und ethische Herausforderungen (Haftungsfragen bei Fehldiagnosen). Zudem besteht das Risiko, dass die Technologie sich rascher entwickelt als die Regulierungen und somit Grauzonen entstehen könnten.

Ein wichtiges Thema könnte auch ein daraus drohender Kompetenzverlust der medizinischen Leistungserbringer sein, da sie sich mehr und mehr auf Generative KI verlassen und sich selbst weniger eindenken und weiterbilden könnten.

Schließlich bedarf es einer engen Zusammenarbeit zwischen Patientenorganisationen, Ärzteschaft, Pflege, Technologieanbietern aus der Medizin- und IT-Branche, Pharmaindustrie, Regulierungsbehörden, Krankenkassen, Politik und weiteren wichtigen Akteuren im Gesundheitswesen. Es geht um ein gemeinsames Abwägen der Vorteile und Risiken und um ein gemeinsam abgestimmtes Vorgehen.

Welche Medien, Plattformen oder Netzwerke würden Sie Lesern empfehlen, die sich zum Einsatz und zum Thema Generative KI in der Gesundheitsbranche informieren wollen?

Blogs und Websites von Technologiefirmen wie IBM oder Siemens oder von Beratungsunternehmen wie McKinsey, BCG oder den Wirtschaftsberatungsfirmen PwC, Deloitte etc. können ein guter Startpunkt sein. Auch Hochschulen wie die ETH und Fachhochschulen (z. B.

Kompetenzzentrum Generative KI der ZHAW) oder Universitätsspitäler (CAIM Zentrum für Künstliche Intelligenz in der Medizin – Inselspital und Universität Bern) sind gute Quellen.

Dr. Andrea Michael Meyer

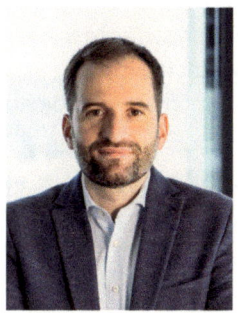

Dr. Andrea Michael Meyer ist Global Head Supply Chain Strategy & Excellence bei Sanofi, einem führenden Unternehmen im pharmazeutischen Bereich. Er ist, zusammen mit einem funktionsübergreifenden Team, verantwortlich für die Einführung von technologischen Lösungen inklusive Generativer KI-Anwendungen im Bereich der Supply Chain.

Kontakt: andreamichael.meyer@sanofi.com

Matthias Fatzer, Partner, FatzerImbach AG

Wie sehen Sie das Potenzial Generativer KI-Modelle im Gesundheitswesen, insbesondere im Hinblick auf die Verbesserung der patientenzentrierten Versorgung?

KI führt schon heute zu effizienteren Prozessen und höherer Qualität von medizinischen Dienstleistungen. KI unterstützt die Wirkstoffentdeckung, den gezielten Einsatz von Therapeutika, die Laborautomatisierung usw. Für uns als Kommunikationsagentur steht die optimale inhaltliche Verständigung aller Beteiligten im Mittelpunkt.

Generative KI hat das Potenzial, die zentrale Kommunikation zwischen Ärztin bzw. Arzt und Patientin bzw. Patient gezielter, persönlicher und zugänglicher zu gestalten. KI-Systeme und die Telemedizin können nicht nur einfache Antworten auf häufige Fragen liefern, sondern auch spezifischer auf Patientenbedürfnisse eingehen.

Für uns als Agentur liegt die große Chance und Herausforderung darin, mit Akteuren des Gesundheitswesens mitunter KI-gestützt Lösungen zu finden, die dem medizinischen Fachpersonal und den Patientinnen und Patienten die Sicherheit geben, gut informiert und optimal betreut zu sein. Wir sind überzeugt, dass die Einbindung dieser Technologien in den medizinischen Alltag den Weg für eine umfassende digitale Patientenbegleitung ebnet, von der wir alle profitieren werden.

In welchen spezifischen Bereichen der Gesundheitsversorgung in der DACH-Region sehen Sie die größten Chancen für den Einsatz von Generativer KI, und welche Anwendungen sind bereits vielversprechend?

In der DACH-Region und insbesondere in der Schweiz sehen wir aktuell das größte Potenzial der Generativen KI in der gezielten Vernetzung von Fachpersonen und der Verbesserung der Patientenaufklärung.

Auf der technischen Ebene werden beispielsweise KI-gestützte Modelle eingesetzt, um Echtzeitanalysen der IT-Infrastruktur bereitzustellen. Diese Analysen unterstützen medizinisches Fachpersonal dabei, KI-Tools sicher und effizient zu nutzen, was zugleich das Engagement und die Zufriedenheit der Mitarbeitenden und damit wiederum den Einsatz von KI fördert.

LLMs sind heutzutage in Spitälern zur Dokumentation Alltag, um Sprachaufzeichnungen in strukturierten Text zu verwandeln und so nachvollziehbare Berichte zu ermöglichen. Die Technik unterstützt den Wissenstransfer durch Gesprächsaufzeichnungen und – analysen, wodurch sowohl Patientinnen und Patienten als auch Kolleginnen und Kollegen einfacher auf zentrale Informationen zugreifen können.

Im Bereich der Patientenkommunikation sind Plattformen und Apps im Einsatz, die personalisierte Gesundheitsinformationen auf der Grundlage von Symptomen und Gesundheitsdaten bereitstellen. Diese Tools können z. B. auch dabei helfen, automatisierte Warnungen über gesundheitliche Veränderungen an Patientinnen und Patienten bzw. an medizinisches Personal zu senden, was die kontinuierliche Überwachung und Betreuung von Patientinnen und Patienten enorm erleichtert.

Wie bewerten Sie die zukünftige Zusammenarbeit zwischen medizinischen Fachkräften und Generativer KI in der Patientenversorgung? Sehen Sie die Technologie eher als unterstützendes Werkzeug oder als möglichen Ersatz für bestimmte ärztliche Aufgaben?

Ich sehe die zukünftige Zusammenarbeit zwischen medizinischen Fachkräften und Generativer KI eher als eine Partnerschaft, in der die Technologie ein unterstützendes Werkzeug ist. Der persönliche Austausch und die fachliche Entscheidungskompetenz der Ärztinnen und Ärzte wird somit nicht ersetzt, sondern mit KI verbessert, indem die Technologie z. B. präzise Daten bereitstellt und relevante Informationen schnell verarbeitet.

Generative KI übernimmt Routineaufgaben wie das Dokumentieren und Zusammenfassen von Patientengesprächen. Diese Entlastung erlaubt es Fachkräften, sich stärker auf komplexere und emotionale Aspekte der Patientenversorgung zu konzentrieren.

Für uns als Agentur ist es entscheidend, dass die Kommunikation über die Rolle von KI in der Patientenversorgung transparent bleibt. KI soll als vertrauenswürdiger Assistent, jedoch nicht als Ersatz wahrgenommen werden. Indem wir diese Technologien bewusst in die Kommunikationsstrategie einbinden, schaffen wir Klarheit und fördern somit das Verständnis für die Möglichkeiten, die sich für das Gesundheitswesen als Ganzes eröffnen.

Wo sehen Sie Risiken bei der Nutzung von Generativer KI im Gesundheitswesen?

Die für KI-Modelle erforderlichen Gesundheitsdaten sind besonders sensibel. Es ist unabdingbar, dass diese Daten strenge Datenschutzrichtlinien erfüllen, sicher gespeichert werden und nur für klar definierte Zwecke genutzt werden. Es ist entscheidend, dass Algorithmen transparent arbeiten und deren Entscheidungen nachvollziehbar sind.

Ein weiteres Risiko liegt in der Möglichkeit, dass KI Fehlinformationen generiert, insbesondere, wenn Modelle ohne ausreichendes medizinisches Verständnis Antworten liefern. Deshalb sollte die KI ausschließlich mit hochwertigen verifizierten medizinischen Daten trainiert werden. Heutzutage soll KI medizinisches Fachpersonal nur unterstützen, aber keine endgültigen Diagnosen oder Empfehlungen geben. Medizinische Fachleute müssen die Information stets überprüfen und validieren, bevor sie die Patientin oder den Patienten erreichen.

Als Kommunikationsagentur haben wir in unserem Alltag vier Maximen, um die Risiken des KI-Einsatzes zu eliminieren:

1. **Transparente Kommunikation:** Die Deklaration einer medizinischen Information, ob sie von einer KI stammt oder von medizinischen Fachkräften, ist zwingend notwendig. Transparenz hilft den Nutzerinnen und Nutzern, die Rolle der KI richtig einzuordnen und einzusetzen.

2. **Schulung und Sensibilisierung:** Wir stellen sicher, dass das medizinische Personal in der Nutzung der KI-Tools geschult ist und versteht, wie die Technologie arbeitet. Schulungen zur Interpretation und den Limitationen der KI-Ausgaben minimieren das Risiko von Fehlinformationen.

3. **Hohe Datenschutzstandards:** Wir arbeiten nur mit Tools, die den schweizerischen und europäischen Datenschutzvorgaben (wie der DSGVO) entsprechen. Zudem unterstützen wir unsere Kundinnen und Kunden bei der Implementierung von Datenschutzprozessen, die sicherstellen, dass personenbezogene Daten ausschließlich für den vorgesehenen Zweck genutzt werden.

4. **Kontinuierliche Überprüfung der KI-generierten Inhalte:** Wir überprüfen die Qualität und Richtigkeit der KI-generierten Informationen permanent. Dadurch können Fehler frühzeitig erkannt und behoben werden, bevor sie die Patientenkommunikation beeinflussen.

Empfohlene Medien, Plattformen oder Netzwerke für Informationen zur Generativen KI in der Gesundheitsbranche:

Für aktuelle Einblicke und Updates – auch mit Bezug zur Schweiz – empfehlen wir Plattformen wie das Swiss Digital Health Center, Konferenzen wie den Swiss eHealth Summit und spezialisierte Foren wie Health 2.0 oder HIMSS Digital Health. Fachzeitschriften wie The Lancet Digital Health bieten zudem fundierte Analysen und Praxisbeispiele zu KI-Anwendungen. Auch existieren zahlreiche LinkedIn-Gruppen für Healthcare KI, in denen man sich genau in seinem Arbeitsbereich über die neuesten Möglichkeiten und Cases informieren kann.

Matthias Fatzer

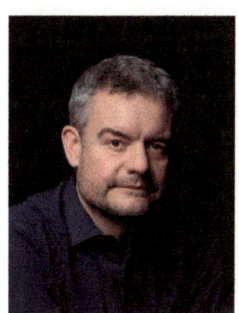

Gründer und Partner der FatzerImbach AG mit Standorten in Zürich und Lausanne. FatzerImbach AG ist die führende Schweizer Agentur für Healthcare Communications. Unser interdisziplinäres Team unterstützt einige der innovativsten Akteure der Branche. Mit unserer Expertise und einer Portion Kreativität bringen wir Klarheit in komplexe Life-Science-Themen und machen diese verständlich und greifbar.

Kontakt: m.fatzer@fatzerimbach.ch

Stefan Lienhard, digital health center bülach (dhc)

Wie sehen Sie das Potenzial Generativer KI-Modelle im Gesundheitswesen, insbesondere im Hinblick auf die Verbesserung der patientenzentrierten Versorgung?

Ich denke, dass Generative KI generell eine viel ernstzunehmendere Technologie für die Gesundheitsbranche ist, als andere hoch angepriesene Trends. KI hat definitiv Disruptionspotenzial, nicht nur, weil damit Prozesse massiv vereinfacht werden, sondern vor allem, weil dadurch effektiv neue Geschäftsmodelle entstehen können.

Betrachtet man diese Potenziale mit Fokus auf die Versorgung von Patientinnen und Patienten, dann denke ich da an Themen wie eine effizientere und zielgerichtetere Versorgung, die dank KI einfacher und in gewissen med. Fachbereichen auch spürbar schneller zugänglich wird. Eventuell wird die Behandlung sogar wieder etwas empathischer – sie wird aber definitiv personalisierter. Wenn das alles zutrifft, werden ganz sicher auch die Outcomes besser.

Spontan kommen mir folgende Punkte in den Sinn:

- Personalisierte und individualisierte Therapien und Behandlungen
- Verbesserung der Gesundheitskompetenz von Patientinnen und Patienten, da die Informationen verständlicher und einfacher kommuniziert und erklärt werden können – auch z. B. gegenüber den Angehörigen
- KI als unterstützendes, NICHT ersetzendes Element bei der Entscheidungsfindung, welche Behandlungen oder Therapien verordnet werden sollen
- Krankheiten können früher erkannt und Risikopatienten früher identifiziert werden, weil KI-Modelle Muster in riesigen Datenmengen erkennen können
- Virtueller „Gesundheitsconcierge". Ich habe mir schon immer einen digitalen und auf mich zugeschnittenen Gesundheitsberater gewünscht. Die Krankenkassen können, v. a. aus Vertraulichkeitsgründen, diese Rolle nicht übernehmen, aber KI mit einem kleinen, lustigen Avatar, der mich begleitet, wenn ich digital unterwegs bin (wie früher die MS Office-Büroklammer!) könnte das durchaus und mich so zu einem gesünderen Lebensstil animieren.

In welchen spezifischen Bereichen der Gesundheitsversorgung in der DACH-Region sehen Sie die größten Chancen für den Einsatz von Generativer KI, und welche Anwendungen sind bereits vielversprechend?

Gerade aufgrund der Pandemie, aber nicht nur deswegen, haben sich in den letzten Jahren verschiedene Lösungen und Technologien in der Gesundheitsbranche, insbesondere bei Diagnose und Behandlung, stärker etabliert – auch wenn sie noch nicht durchs Band weg überall akzeptiert, geschweige denn adäquat vergütet werden.

Einen großen Nutzen von KI sehe ich generell entlang des Patientenpfades sowie bei all den ineffizienten und papierlastigen administrativen Aufgaben und Prozessen wie Patientenaufnahme, Rechnungsstellung, Berichterstellung etc. – hier gibt es auch schon einige sehr innovative CH-Healthcare-Startups, die entsprechende Lösungen anbieten.

Weitere Anwendungsmöglichkeiten, die mir bekannt sind:

- Telemedizin und digitale Gesundheitsanwendungen
- Patientenportale, die es mir ermöglichen, gewisse Aufgaben selbst zu erledigen
- Chatbots zur Triage und Beantwortung von simplen, eher allgemeinen Fragen
- Nutzung bei sämtlichen bildgebenden Verfahren und Behandlungen (MRI, Röntgen) und somit insbesondere, aber nicht nur, in Fachbereichen wie Radiologie, Dermatologie, Onkologie und Orthopädie
- Schaffung von neuen Behandlungsmodellen im Bereich der Psychiatrie und Suchterkrankungen etc., sozusagen „blended psychotherapy"
- Für die Schweiz und unsere Pharmaindustrie kann KI sicher bei der Entwicklung und Wirksamkeitsmessung von neuen Medikamenten eingesetzt und genutzt werden

Ich hoffe, dass bei all diesen vielversprechenden Beispielen der rechtliche und regulatorische Rahmen Schritt hält und dass die ethische Diskussion nicht ganz vergessen wird.

Wie bewerten Sie die zukünftige Zusammenarbeit zwischen medizinischen Fachkräften und Generativer KI in der Patientenversorgung? Sehen Sie die Technologie eher als unterstützendes Werkzeug oder als möglichen Ersatz für bestimmte ärztliche Aufgaben?

Ich sehe die Generative KI wie andere Technologien auch, nicht als Ersatz, sondern als Erleichterung meiner Arbeit. Wir hatten die Diskussion ja schon bei den (Pflege-)Robotern, die wurden initial auch verteufelt und mittlerweile laufen diverse erfolgreiche Pilotprojekte und die med. Fachpersonen haben ihre anfängliche Skepsis und Ängste langsam abgelegt.

Ich sehe das Thema auch als Aufgabe für Expertinnen und Experten sowie technologie-affine Menschen wie mich: man muss Chancen, Gefahren sowie Nutzen und Limitationen von Anfang an transparent kommunizieren. So schafft man in meinen Augen am einfachsten Verständnis und einen gesunden Umgang mit neuen Technologien.

Wo sehen Sie Risiken bei der Nutzung von Generativer KI im Gesundheitswesen?

Wenn ich sehe, wie in der Branche auch 2024 größtenteils immer noch sehr stiefmütterlich mit dem Thema Datenschutz und Datensicherheit umgegangen wird und wie viele Augen immer noch rollen, wenn das Thema auf den Tisch kommt, dann macht mir das ehrlich gesagt am meisten Angst.

Die Diskussion um die ethische Nutzung von Generativer KI sehe ich als Risiko, wenn sie nicht stattfindet.

Welche Medien, Plattformen oder Netzwerke würden Sie Lesern empfehlen, die sich über den Einsatz und das Thema Generative KI in der Gesundheitsbranche informieren wollen?

Ich habe da nicht DIE bevorzugte Plattform oder DEN Lieblingskanal. Für mich zählt die Mischung: 1:1-Gespräche mit Expertinnen und Experten, Webinare, Blogartikel lesen oder – in meinem Fall – eher Podcasts zu den Themen hören. Am effektivsten war für mich jedoch immer „learning by doing" – vom Zuhören wurde ich schon in der Schule schnell müde, vom Selbermachen blieb ich schon immer länger wach – und habe am Ende mehr dabei gelernt.

Stefan Lienhard

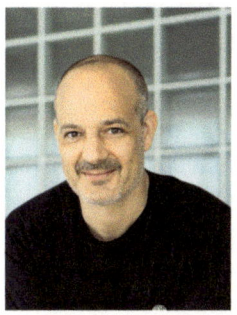

Stefan Lienhard ist CEO des digital health center (dhc) in Bülach und arbeitet seit 16 Jahren im Gesundheitswesen (Spitäler und Krankenversicherung).

Kontakt: stefan.lienhard@dhc.zuerich

Prof. Dr. Andrea Belliger, Institut für Kommunikation & Führung IKF

Wie sehen Sie das Potenzial Generativer KI-Modelle im Gesundheitswesen, insbesondere im Hinblick auf die Verbesserung der patientenzentrierten Versorgung?

Ich sehe das größte Potenzial an den Rändern des traditionellen Gesundheitswesens, nämlich in der Hand der Patientinnen und Patienten. Ich sehe großes Potenzial von KI bei der aktiven Beteiligung der Patientinnen und Patienten an ihrer eigenen Gesundheitsversorgung, im Kontext partizipativer Medizin und im Shared Decision Making. Bereits heute nutzen Patientinnen und Patienten KI, um komplexe medizinische Probleme zu lösen, z. B. im Bereich der Diagnostik. KI bietet bisher nicht zugängliche Informationen und eröffnet dadurch auch „Laien" neue Perspektiven auf medizinische Themengebiete und vor allem ihre eigene Gesundheit.

In welchen spezifischen Bereichen der Gesundheitsversorgung in der DACH-Region sehen Sie die größten Chancen für den Einsatz von Generativer KI, und welche Anwendungen sind bereits vielversprechend?

Neben den bekannten und viel diskutierten Einsatzgebieten von KI im Bereich der medizinischen Bildgebung, der Diagnostik, der Medikamentenentwicklung und natürlich der Optimierung administrativer Prozesse sehe ich die größten transformatorischen Chancen von KI im Bereich der Patientenbeteiligung und des Empowerments von Patientinnen und Patienten. KI unterstützt uns alle dabei, nicht nur passive Empfänger von Gesundheitsdienstleistungen zu sein, sondern aktiv an unserer Gesundheitsversorgung teilzuhaben. Durch den Einsatz von KI können Patientinnen und Patienten besser informiert Entscheidungen treffen und ihre Gesundheitsversorgung als aktive Partner auf Augenhöhe mitgestalten. Dies steht im Einklang mit der Vision des „Patient Empowerment", bei dem Patientinnen und Patienten durch den Zugang zu Informationen und Technologien wie KI selbstbestimmter handeln können.

Wie bewerten Sie die zukünftige Zusammenarbeit zwischen medizinischen Fachkräften und Generativer KI in der Patientenversorgung? Sehen Sie die Technologie eher als unterstützendes Werkzeug oder als möglichen Ersatz für bestimmte ärztliche Aufgaben?

KI kann medizinische Fachkräfte erheblich unterstützen, indem sie Aufgaben wie die Erstellung von Berichten, die Übersetzung komplexer medizinischer Fachsprache für Patientinnen und Patienten oder die Automatisierung administrativer Prozesse übernimmt. Während die letztendliche Verantwortung für Diagnosen heute noch bei den medizinischen Fachpersonen liegt, könnte sich das künftig ändern.

Aber seien wir ehrlich, das ist nicht neu. Technologie war schon immer gleichermaßen Werkzeug und Transformatorin und wird das auch künftig sein. Die Technologie wird viele Aufgabengebiete übernehmen. Die Frage ist, wie in anderen gesellschaftlichen Subsystemen auch, welche humanen Fähigkeiten, so genannte Future Skills, in der Gesundheitsversorgung künftig verstärkt benötigt, trainiert und vor allem besser vergütet werden müssen. Ich denke hier an Kompetenzen wie Kommunikationsfähigkeit, Empathie, kritisches Denken, Flexibilität und interdisziplinäres Denken und Handeln. Kompetenzen, die das klassische Rollen- und Hierarchieschema in unserem Gesundheitswesen möglicherweise ein bisschen durcheinander bringen werden.

Wo sehen Sie Risiken bei der Nutzung von Generativer KI im Gesundheitswesen?

Das größte Risiko liegt meines Erachtens nicht in der Technologie, sondern im fehlenden gesellschaftlichen Diskurs über die Technologie und in der fehlenden Vision, was unsere Gesellschaft im Kontext der digitalen Transformation, zu der auch KI gehört, ausmacht und wohin wir uns entwickeln wollen. Das ist kein technologischer Diskurs, sondern ein gesellschaftlicher Aushandlungsprozess, der weniger KI-Fachpersonen als vielmehr Philosophinnen und Philosophen, Historikerinnen und Historiker, scharfe Denkerinnen und Denker benötigt. Was bedeutet es, Mensch zu sein, in einer Gesellschaft, die nicht einfach mehr nur aus menschlichen Akteuren besteht, sondern längst soziotechnisch ist? Eine Gesellschaft, in der Technologie fast gleichermaßen und gleichberechtigt zu einem Akteur geworden ist, der nicht nur unsere Kommunikation, sondern unser ganzes Handeln und Denken maßgeblich mitgestaltet.

Welche Medien, Plattformen oder Netzwerke würden Sie Lesern empfehlen, die sich zum Einsatz und zum Thema Generative KI in der Gesundheitsbranche informieren wollen?

Nun ja... meine eigenen CAS- und MBA-Studiengänge. Sie bieten einen differenzierten Einblick in das Gebiet, fördern den interdisziplinären Austausch, die Sprachfähigkeit im Blick auf technologische Themen im Gesundheitswesen und eine gesellschaftlich-philosophische Auseinandersetzung.

Prof. Dr. Andrea Belliger

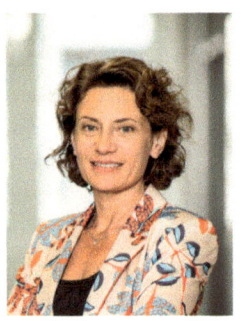

Andrea Belliger ist Professorin, Unternehmerin, Autorin und Verwaltungsrätin in verschiedenen Unternehmen. Sie beschäftigt sich mit dem Thema der Digitalen Transformation in unterschiedlichen Branchen, von Gesundheit bis Finanzen, von Bau bis Bildung. Als Theologin und Philosophin interessieren sie dabei die großen Werte- und Kulturveränderungen ebenso wie die technologischen Trends und Herausforderungen. 2018/19 wurde sie unter die Top 100 Women in Business gewählt und für den Female Digital Leader Award nominiert und 2019 wurde sie zudem unter die 25 einflussreichsten Persönlichkeiten der Schweiz im Gesundheitswesen gewählt.

Kontakt: andrea.belliger@ikf.ch

5. KAPITEL

Datenschutz und Rechtliches beim Einsatz Generativer KI

Sicherer Umgang mit Gesundheitsdaten

Ein Gastbeitrag von Ursula Uttinger, lic. Iur, Hochschule Luzern

In der Medizin ist die Generative Künstliche Intelligenz schon länger Teil des Alltags – so beispielsweise bei der bildgebenden Diagnostik, Überwachung von chronischen Krankheiten oder auch der personalisierten Medizin. Dies geht nicht ohne Personendaten und folglich stellen sich Fragen bezüglich des Datenschutzes: Welche gesetzlichen Grundlagen sind zu beachten, wie müssen betroffene Personen über diese Datenbearbeitung informiert werden oder auch welche technischen und organisatorischen Maßnahmen sind anzuwenden?

Relevanz der verschiedenen Gesetze

Im Gesundheitswesen der Schweiz ist zu beachten, dass nebst den Bundesgesetzen auch kantonale Gesetze relevant sind. So ist standardmäßig die berufliche Schweigepflicht von Ärztinnen und Ärzten im kantonalen Gesundheitsgesetz geregelt, jedoch auch in den relevanten Bundesgesetzen.

Die berufliche Schweigepflicht gilt parallel zum Datenschutz und regelt, wem Daten bekanntgegeben werden dürfen. Entweder erlauben es die betroffenen Personen – dies dürfte der Normalfall sein – oder eine gesetzliche Grundlage erlaubt die Weitergabe (beispielsweise: Naturalleistungsprinzip Unfallversicherung; Datenweitergabe an Nachbehandler: § 19 PatV Aargau). Ebenso kann eine vorgesetzte Behörde vom Berufsgeheimnis entbinden.

Die Verletzung der beruflichen Schweigepflicht kann – analog der Verletzung des Datenschutzes – sowohl haftungs- als auch strafrechtliche Folgen haben.

Eine Haftung stellt eine privatrechtliche Forderung dar. Dafür braucht es mindestens einen (geldwerten) Schaden, ein Verschulden und einen adäquaten Kausalzusammenhang. Beweispflichtig ist die geschädigte Person (Art. 8 ZGB – Beweislastregel).

Strafrechtlich ist es ein Antragsdelikt: Die geschädigte Person muss bei der Strafverfolgungsbehörde Anzeige erstatten, worauf diese sowohl die belastenden als auch die entlastenden Umstände zu prüfen hat

(Art. 6 Abs. 2 StPO). Eine Verletzung der beruflichen Schweigepflicht wird mit einer Freiheitsstrafe von bis zu drei Jahren oder einer Geldstrafe bestraft (Verletzung des Berufsgeheimnisses: Art. 321 StGB). Auch eine fahrlässig handelnde Person kann verurteilt werden, es braucht keinen Vorsatz. Doch Verurteilungen wegen Verletzung von Art. 321 StGB sind selten – und das Strafmaß ist dann eher bescheiden.

Zusätzlich kann die Verletzung der beruflichen Schweigepflicht zu Disziplinarmaßnahmen führen (Art. 43 MedBG bzw. Art. 19 GesBG). Diese können von einer Verwarnung bis zu einem Verbot der Berufsausübung führen – wobei die Verletzung der Schweigepflicht kaum zu einer so schweren Maßnahme führen und am wahrscheinlichsten mit einer Buße geahndet werden dürfte.

Auch das DSG hat eine Strafnorm bezüglich der Verletzung der berufliche Schweigepflicht (Art. 62 DSG); diese gilt allgemein und hat nicht, wie bei Art. 329 oder Art. 321 StGB einen eingeschränkten Täterkreis und ist mit einer Busse von CHF 250'000 bedroht. Art. 321 StGB geht Art. 62 DSG vor.

Referenz: Jonas D. Gassmann, Kommentierung zu Art. 62 DSG, in: Thomas Steiner/Anne-Sophie Morand/Daniel Hürlimann (Hrsg.), Onlinekommentar zum Bundesgesetz über den Datenschutz – Version: 12. 8. 2023: https://onlinekommentar.ch/de/kommentare/dsg62 (besucht am 30. Oktober 2024),

Auch muss im Gesundheitswesen immer geprüft werden, welches Datenschutzgesetz anwendbar ist: Sobald ein kantonaler Leistungsauftrag (= Personen oder Organisationen, die eine kantonale Aufgabe erfüllen) besteht, ist das kantonale Datenschutzgesetz anwendbar. Dies ist regelmäßig gegeben, wenn ein Spital mit einem Leistungsauftrag für stationäre Behandlungen auf der kantonalen Spitalliste figuriert. Das Erfordernis einer kantonalen Berufsausübungsbewilligung (BAB) allein, welche für viele Gesundheitsberufe gilt, ist nicht mit einem kantonalen Leistungsauftrag gleichzusetzen.

Pharmaunternehmen dürften nur in den seltensten Fällen über einen kantonalen Leistungsauftrag verfügen. Wenn hingegen Unternehmen eine App entwickeln und ein Leistungserbringer diese anwenden möchte, kommen wiederum die kantonalen Regelungen zur Anwendung.

Der am 1. August 2024 in Kraft getretene europäische AI-Act bedeutet für KI im Gesundheitsumfeld, dass es sich um eine Verarbeitung mit hohem Risiko handelt und entsprechende geeignete technische und organisatorische Maßnahmen gemäß Art. 26 AI-Act umzusetzen sind.

Zu beachten ist, dass der AI-Act nur anwendbar ist, wenn der Anbieter das KI-System in der EU bzw. im gesamten EWR-Raum (die EU ist Bestandteil des EWR) einsetzt, eine Niederlassung oder einen Auftragsbearbeiter im EWR-Raum hat, der von KI-Systemen erzeugte Output im EWR-Raum verwendet wird und betroffene Personen im EWR-Raum sind (Art. 2 AI Act). Bei einer rein schweizerischen Anwendung spielt der AI-Act keine Rolle.

Beim Einsatz der Künstlichen Intelligenz ist zu prüfen, ob Daten von natürlichen Personen bearbeitet werden. Falls ja, ist das Datenschutzgesetz anwendbar. Werden die Daten natürlicher Personen sofort anonymisiert, so dass keine Rückschlüsse mehr auf Personen gezogen werden können, handelt es sich nicht mehr um Personendaten und das Datenschutzgesetz ist nicht mehr anwendbar.

Wie bereits dargelegt, ist zu prüfen, ob das Bundesgesetz über den Datenschutz (= DSG) oder ein kantonales Datenschutzgesetz anwendbar ist. Dabei ist zu beachten, dass die kantonalen Datenschutzgesetze sehr unterschiedlich gestaltet sein können – von Gesetzen, die einzig den Datenschutz umfassen (z. B. Bern, St. Gallen), über Gesetze, die Datenschutz und Information umfassen (z. B. Basel, Zürich) bis zu Gesetzen, die nebst Datenschutz und Information auch das Archivwesen beinhalten (z. B. Aargau, Wallis).

Dies mag auf den ersten Blick verwirrend erscheinen – und die Gesetze sind auch in Bezug auf die Pflichten der Bearbeiter nicht deckungsgleich; die Grundsätze bezüglich der Bearbeitung und auch die Definitionen unterscheiden sich jedoch nur marginal. Nachfolgend wird jeweils auf das DSG verwiesen.

Definitionen gemäß Datenschutzgesetz und Grundsätze

Gesundheitsdaten sind gemäß den Begrifflichkeiten von Art. 5 Bst. c Ziff. 2 DSG besonders schützenswert. KI dürfte in den meisten Fällen zu einem Profiling führen, das in Art. 5 Bst. e wie folgt definiert ist: „jede Art der automatisierten Bearbeitung von Personendaten, die darin besteht, dass diese Daten verwendet werden, um bestimmte persönliche Aspekte, die sich auf eine natürliche Person beziehen, zu bewerten, insbesondere um Aspekte bezüglich Arbeitsleistung, wirtschaftlicher Lage, Gesundheit, persönlicher Vorlieben, Interessen, Zuverlässigkeit, Verhalten, Aufenthaltsort oder Ortswechsel dieser natürlichen Person zu analysieren oder vorherzusagen". Die Einordnung als besonders schützenswerte Personendaten oder Profiling hat zur Folge, dass an deren Bearbeitung teilweise höhere Anforderungen gestellt werden.

Wie bereits im Buch Generative KI, Kapitel 5 beschrieben (14), sind die Datenschutzgrundsätze einzuhalten:

Rechtmäßigkeit (Art. 6 Abs. 1 DSG): Zu unterscheiden ist dabei, ob die Nutzerin oder der Nutzer als Bundes-, Kantons- oder Gemeindeorgan handelt oder als Privatperson. Sobald ein Leistungsauftrag besteht (= Übernahme einer öffentlichen Aufgabe des Bundes – vgl. Art. 5 Bst. i DSG), bedarf es einer gesetzlichen Grundlage (z. B. Gesundheitsgesetz); für Privatpersonen bedeutet Rechtmäßigkeit allerdings keinen Freipass für eine illegale Bearbeitung. Sie rechtfertigt also beispielsweise keine heimlichen Aufnahmen von Personen, was gemäß Art. 179bis StGB eine Straftat darstellt.

Für Bundesorgane bzw. kantonale/kommunale Organe gilt das Legalitätsprinzip: Ohne gesetzliche Grundlage für eine Datenbearbeitung – wobei eine solche auch sehr generell sein kann, wie das KVG für die Krankenversicherer oder das UVG für die Unfallversicherer – ist eine Bearbeitung nicht rechtmäßig. Es braucht jedoch keine gesetzliche Grundlage, die verlangt, dass eine Bearbeitung auf bestimmte Art und Weise erfolgen muss. Dies ist eine Chance für die KI. Im Gesundheitswesen gibt es diverse Gesetz bezüglich Pflege und Betreuung von Patientinnen und Patienten; folglich kann KI – sofern im Rahmen einer Datenschutzfolgenabschätzung (DSFA) das Risiko als nicht zu hoch eingestuft wird – eingesetzt werden.

Für Privatpersonen ist es wichtig, dass die Daten nicht aus einer illegalen Quelle stammen oder nicht gesetzeskonform genutzt werden. Dies dürfte im Zusammenhang mit KI im Gesundheitswesen höchstens dann eine Relevanz haben, wenn die Daten ohne Wissen der Betroffenen verarbeitet werden. Dies sollte jedoch nicht der Fall sein.

Treu und Glauben inkl. Transparenz (Art. 6 Abs. 2 DSG): Eine Datenbearbeitung hat so zu erfolgen, wie die betroffene Person es erwartet
oder damit rechnen muss. Dieser Grundsatz ist bereits in Art. 2 Abs. 1
ZGB formuliert, aus dem sich auch eine transparente Bearbeitung
ableiten lässt.

Im Zusammenhang mit KI kann es schwierig sein, transparent und vor
allem verständlich darzulegen, was mit den Daten gemacht wird. Es
wäre wünschenswert, diesem Thema die notwendige Aufmerksamkeit
zu schenken; gerade was die Verständlichkeit angeht, sind sehr viele
Texte in Fachsprachen verfasst (medizinisch oder juristisch) und nicht
auf Laien ausgerichtet.

Verhältnismäßigkeit (Art. 6 Abs. 2 DSG): Die genutzten Daten müssen
für den angestrebten Zweck geeignet und erforderlich sein. Ebenfalls
sollten nur Personen Zugang zu Daten haben, die sie unbedingt
benötigen („need-to-know"). Die Verhältnismäßigkeit ist im Zusammenhang mit KI eine Herausforderung und bei KI im Gesundheitswesen
eine noch größere. Bereits ohne KI stellt sich im Gesundheitswesen
regelmäßig die Frage, welche Informationen notwendig sind. Was auf
den ersten Blick nicht relevant erscheint, kann je nach gesundheitlicher
Situation dennoch entscheidend sein. Geht man zur Ärztin bzw. zum
Arzt wegen einer Grippe, spielt eine alte Knieverletzung keine Rolle.
Wenn man jedoch einen Unfall hat und das Knie betroffen ist, das
bereits vor längerem verletzt wurde, ist dies eine wichtige Information.
Tendenziell werden möglichst viele Daten genutzt, wie man es bereits
von Big Data kennt.

Zweckbindung (Art. 6 Abs. 3 DSG): Die Zweckbindung ergänzt die
Grundsätze der Rechtmäßigkeit und der Verhältnismäßigkeit und bildet
eine Grundlage für die Transparenz. Der Datenbearbeitungszweck
muss im Voraus bestimmt werden und für Betroffene erkennbar sein.
In Bezug auf die KI im Gesundheitswesen empfiehlt es sich, dies klar
zu kommunizieren, ggf. mit einem Begleitschreiben.

Recht auf Vergessen bzw. Vernichtung oder Anonymisierung der Daten,
sobald diese nicht mehr gebraucht werden (Art. 6 Abs. 4 DSG): Bis
zur Revision konnte dieser Grundsatz unter die Verhältnismäßigkeit
subsumiert werden; mit der Revision wird nun konkret gesagt, dass
Daten schnell gelöscht oder zumindest anonymisiert werden müssen.

Bei Gesundheitsdaten stellt sich immer die Frage, ob solche Daten überhaupt anonymisiert werden können. Die DNA eines Menschen lässt sich kaum anonymisieren, wohl aber pseudonymisieren. Der Unterschied besteht darin, dass bei einer Anonymisierung keinerlei Rückschlüsse auf die betroffene Person mehr möglich sind, während bei der Pseudonymisierung mit einem Schlüssel eine Identifizierung möglich ist.

Richtigkeit (Art. 6 Abs. 5 DSG): Daten sollten richtig sein; dies ist nur bei objektiven Tatsachen möglich; subjektive Einschätzungen fallen nicht darunter.

Datensicherheit (Art. 8 DSG): Zentral ist die Datensicherheit, die in technische und organisatorische Maßnahmen (= TOM's) unterteilt werden kann. Insbesondere in Art. 3 DSV findet man dazu Hinweise, um die Vertraulichkeit, Verfügbarkeit, Integrität und Nachvollziehbarkeit umzusetzen.

Die Datensicherheit stellt bezüglich KI keine speziellen Anforderungen – im Gesundheitswesen ist jedoch zu berücksichtigen, dass es sich um Gesundheitsdaten handelt, die besonders schützenswert sind.

Im Alltag ist auf die Datensicherheit ein besonderes Augenmerk zu richten, zumal im Zusammenhang einer Datenschutz-Folgenabschätzung (= DSFA, Art. 22 DSG) Maßnahmen zum Schutz der betroffenen Personen sehr zentral sind.

Datenschutz-Folgenabschätzung (DSFA)

Im Zusammenhang mit KI müssen die Anwenderinnen und Anwender regelmäßig prüfen, ob eine DSFA zu erstellen ist bzw. wann eine solche zu wiederholen ist. Gemäß Gesetzestext ist eine DSFA zu erstellen, wenn die Bearbeitung ein hohes Risiko für die Persönlichkeit oder die Grundrechte der betroffenen Personen zur Folge haben kann. Als ein hohes Risiko werden in Art. 22 Abs. 2 die „Verwendung neuer Technologien," definiert; Stand heute ist KI eine neue Technologie, die somit eine DSFA erfordert.

Für die Durchführung einer DSFA gibt es diverse Vorlagen – zum Teil können auch solche der kantonalen Datenschutzbehörden übernommen und angepasst werden. Klar ersichtlich ist dabei der Stellenwert der TOM's sowie die relativ ausführlichen Dokumentationspflichten.

Es empfiehlt sich, die DSFA in einem interdisziplinären Team durchzuführen – denn wie bei der Bewertung von Risiken allgemein, handelt es sich dabei nicht um eine exakte Wissenschaft, vielmehr ist auch hier die Erfahrung mitentscheidend. Eine DSFA hilft, ein Produkt zu verbessern, da man sich frühzeitig mit möglichen Risiken auseinandersetzen muss.

Europäische Datenschutz-Grundverordnung (= DSGVO) und Datenbearbeitung im Ausland

Weltweit verfügen nur wenige Länder über eine Datenschutzgesetzgebung, die von der Schweiz als gleichwertig anerkannt wird. Die EU mit der DSGVO und die Schweiz mit dem DSG haben sich gegenseitig als gleichwertig anerkannt. Dennoch gibt es Unterschiede – beispielsweise enthält die DSGVO Bestimmungen zur Einwilligung von Kindern (Art. 8 DSGVO), Rechtsbehelfe und Sanktionen (Art. 77 ff. DSGVO).

Der größte Unterschied zwischen der schweizerischen Gesetzgebung und der DSGVO besteht im Bereich der Rechtmäßigkeit. Gemäß Art. 6 DSGVO bedarf es stets eines Rechtfertigungsgrundes.

Eine mögliche Anwendbarkeit der DSGVO ist folglich immer zu prüfen. Als Hilfestellung dient der Art. 3 DSGVO:

- Anbieten von Waren oder Dienstleistungen im EWR-Raum
- Verhaltensbeobachtung von Personen im EWR-Raum

Neben dem EWR bieten seit dem 14. August 2024 auch zertifizierte US-Unternehmen einen gleichwertigen Datenschutz. Dieser Entscheid des Bundesrates war schon länger zu erwarten – seitens der EU ist die Gleichwertigkeit bereits seit dem 10. Juli 2023 anerkannt. Insofern haben sich die Rahmenbedingungen für das Buch „Generative KI für Unternehmen" (14) geändert. Dies verdeutlicht, dass hinsichtlich der Gleichwertigkeit der schweizerischen Gesetzgebung mit anderen Ländern regelmäßig der Anhang 1 der Datenschutzverordnung zu konsultieren ist.

Bei Gesundheitsdaten sind neben den datenschutzrechtlichen Bestimmungen insbesondere das Berufs-, allenfalls auch das Amtsgeheimnis zu beachten. Auch wenn das Land, in dem die Daten bearbeitet werden, über einen gleichwertigen Datenschutz verfügt, ist zu prüfen, ob das Berufsgeheimnis dies zulässt. Im Gesundheitswesen ist das Berufsgeheimnis zentral, das Amtsgeheimnis dürfte in weniger Fällen relevant sein (vgl. oben – Relevanz der gesetzlichen Grundlagen).

Outsourcing und Datenbearbeitung

Gerade bei der Generativen Künstlichen Intelligenz werden Daten oft durch Auftragsbearbeitende im Sinne von Art. 9 DSG bearbeitet. Die KI-Modelle werden von spezialisierten Unternehmen zur Verfügung gestellt, die Daten selbst stammen von einem Unternehmen beziehungsweise dessen Patientinnen und Patienten. Hier kann auf die Ausführungen im Buch „Generative KI für Unternehmen", S. 123 ff. (14) verwiesen werden.

Bezüglich der Strafnormen des Datenschutzgesetzes ist allgemein zu beachten, dass es sich um Vorsatzdelikte handelt. Das bedeutet, dass ein Verstoß gegen die gesetzlichen Vorschriften „mit Wissen und Wollen" erfolgen muss, wie es in Art. 12 StGB formuliert ist. Für das Gesundheitswesen relevanter sind Art. 321 StGB (Verletzung des Berufsgeheimnisses) sowie Art. 321bis StGB (Berufsgeheimnis in der Forschung am Menschen): Nach diesen Artikeln ist auch Fahrlässigkeit strafbar. Zudem sind auch Bestimmungen des Nebenstrafrechts sowie administrative Vorgaben zu beachten – die in der Medizin nicht zu vernachlässigen sind, unter anderem das Humanforschungsgesetz, das eigene Strafbestimmungen enthält sowie Vorgaben bezüglich Berufspflichten sowohl universitärer als auch allgemeiner Gesundheitsberufe.

Bei Generativer KI im Gesundheitswesen stellt sich zudem die Frage, inwieweit eine Bewilligung der zuständigen Ethikkommission erforderlich ist. Das Verfahren ist klar definiert, wobei zu unterscheiden ist, um welche Art von Projekt es sich handelt – als Hilfestellung steht eine Online-Hilfe zur Verfügung. Allenfalls kann die KI aber auch „nur" Unterstützung bei der Erkennung in der Bildgebung oder der Diagnose einer Krankheit sein und damit nicht unter das Verfahren fallen.

Anwendungsfälle und Best Practice

Bei der Diagnose von Krankheiten kann KI einen großen Mehrwert bieten: Deep Learning hat bei der Erkennung von Krankheiten bereits große Fortschritte erzielt und stellt eine Unterstützung der Ärzteschaft dar. Oft fehlt dem medizinischen Fachpersonal die Zeit, während KI innerhalb kurzer Zeit tausende von Bilder vergleichen kann. So wird KI bereits häufig bei der Erkennung von Brustkrebs, Lungenkrebs oder Schlaganfällen eingesetzt. Dabei dient KI als Unterstützung und wird Ärztinnen oder Ärzte zumindest vorerst nicht vollständig ersetzen. Solange KI hier die Bilder nicht mit einer Person in Verbindung bringt, ist das Datenschutzgesetz nicht anwendbar. Allenfalls könnten die Daten jedoch mit anderen Daten, die einen Personenbezug haben, kombiniert werden und dann ist das Datenschutzgesetz wiederum anwendbar.

KI wird bei der Entwicklung personalisierter Therapien eingesetzt – hier ist der Personenbezug offensichtlich. Betroffene Personen sollten informiert und eine Zustimmung eingeholt werden. Heikel könnte hier die Frage sein, inwiefern die Zustimmung informiert und freiwillig erfolgt: Gerade medizinische Einwilligungen sind in einer Fachsprache geschrieben, die einem Niveau C1 (fachkundige Sprachkenntnisse) oder gar C2 (annähernd muttersprachliche Kenntnisse) entsprechen. Das durchschnittliche Sprachniveau liegt jedoch selbst in der Muttersprache bei B1 (fortgeschrittene Sprachverwendung) oder B2 (selbständige Sprachverwendung). Bei einer strengen Auslegung ist die Freiwilligkeit in Ausnahmesituationen wie Krankheit fraglich.

Zukunftsaussichten und Trends

Aufgrund des zunehmenden Personalmangels, insbesondere im medizinischen Umfeld, dürfte Generative KI im Gesundheitswesen an Bedeutung gewinnen. Gerade in Bereichen, in denen durch Bildvergleiche eine Krankheit (frühzeitig) erkannt werden kann, wird Generative KI in Zukunft zur Selbstverständlichkeit werden. Generative KI wird dabei unterstützend wirken – wichtig wird sein, dass das medizinische Fachpersonal die Ergebnisse systematisch kritisch prüft. Die Fähigkeit des kritischen Denkens wird an Bedeutung gewinnen und dies ist gerade im Zusammenhang mit KI von Bedeutung: Das Resultat, das

Generative KI generiert, sollte nicht einfach übernommen werden. Der Mensch mit seinen Kompetenzen und Fähigkeiten bleibt gefordert.

Dies wird sich auch in Bezug auf die Haftung zeigen: Die Anwenderin bzw. der Anwender einer KI-Lösung wird die Verantwortung tragen und für eine falsche Anwendung haften; ob allenfalls auf die Anbieter der Dienstleistungen Rückgriff genommen werden kann, wird sich zeigen.

Als Fazit lässt sich sagen: Generative KI wird auch im Gesundheitswesen Einzug halten. Für die Nutzung derselben bleibt jedoch der Mensch, im konkreten das medizinische Fachpersonal, in der Verantwortung. Es werden in diesem Zusammenhang neue und andere Kompetenzen an Bedeutung gewinnen.

Über die Autorin

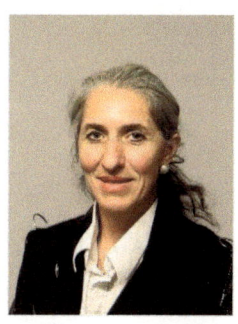

Ursula Uttinger, lic. iur./exec MBA HSG beschäftigt sich schon seit bald 30 Jahren mit dem Thema Datenschutz; erste Kontakte hatte sie bereits 1996. Sie war sowohl in der Privatwirtschaft als auch in der Verwaltung als DSB tätig, war leitende Auditorin für Datenschutz-Zertifizierungen und publiziert regelmäßig zu Datenschutz-Themen. Heute ist sie Dozentin an der Hochschule Luzern; in einem Regionalspital hat sie die Rolle der Datenschutzberaterin und unterstützt weitere Unternehmen mit ihrer Einzelfirma Uttinger-Datenschutz.

*Medienbeitrag 1: https://kpmg-law.de/
der-ai-act-kommt-eu-moechte-risiken-von-ki-in-den-griff-bekommen*

*Medienbeitrag 2: https://www.bundesaerztekammer.de/themen/aerzte/
digitalisierung/digitale-anwendungen/telematikinfrastruktur*

Quellen

1. *https://b-rayz.com/de/ki-in-der-medizin-beispiele 23.6.24.*

2. Beispielhaft: Kanton Zürich: § 15 GesG ZH (Gesundheitsgesetz – ZH-Lex 810.1); Kanton Aargau § 19 GesG AG (Gesundheitsgesetz – SAR 301.100), Kanton § 24 GesG LU (Gesundheitsgesetz – SRL Nr. 800).

3. Art. 40 Bst. f MedBG (Bundesgesetz über die universitären Medizinalberufe – SR 811.11), Art. 16 Bst. f GesBG – Bundesgesetz über die Gesundheitsberufe (SR 811.21).

4. Verordnung über die Rechte und Pflichten der Patientinnen und Patienten (Patientenverordnung, PatV) des Kantons Aargau – SAR 333.111.

5. Schweizerisches Zivilgesetzbuch – SR 210.

6. Schweizerische Strafprozessordnung – SR 312.0.

7. Schweizerisches Strafgesetzbuch – SR 311.0.

8. Urteil 6B_1199/2016 vom 4. Mai 2016: Der vom Arbeitgeber eingesetzte Vertrauensarzt hat dem Arbeitgeber Diagnose sowie weitere Angaben über einen Angestellten gegeben => bedingte Geldstrafe.

9. *VERORDNUNG (EU) 2024/1689 DES EUROPÄISCHEN PARLAMENTS UND DES RATES vom …zur Festlegung harmonisierter Vorschriften für künstliche Intelligenz und zur Änderung der Verordnungen (EG) Nr. 300/2008, (EU) Nr. 167/2013, (EU) Nr. 168/2013, (EU) 2018/858, (EU) 2018/1139 und (EU) 2019/2144 sowie der Richtlinien 2014/90/EU, (EU) 2016/797 und (EU) 2020/1828 (Verordnung über künstliche Intelligenz).*

10. *https://www.eda.admin.ch/dea/de/home/eu/europaeische-union/mitglied-staaten-eu.html 23.6.24.*

11. *https://www.tagesanzeiger.ch/kuenstliche-intelligenz-erstes-ki-gesetz-der-eu-tritt-in-kraft-823 409 956 732 1. 8. 2024.*

12. Bundesgesetz über den Datenschutz, SR 235.1.

13. *https://www.privatim.ch/de/privatim 23.6.24.*

14. Generative KI für Unternehmen – Strategien, Werkzeuge und Best Practices für die erfolgreiche Integration, von Daniel Suter und Sophie Hundertmark.

15. Bruno Baeriswyl in SHK, Art. 6 RZ 5 ff.

16. Ursula Uttinger, Thomas Geiser, Das neue Datenschutzrecht, N 2.16, Basel 2023.

17. *Vgl. Glossar, Datenschutzstelle Liechtenstein: https://www.datenschutzstelle.li/rechtsgrundlagen/glossar-zur-dsgvo 14.8.24.*

18. Verordnung über den Datenschutz (Datenschutzverordnung, DSV) vom 31. August 2022 – SAR 235.11.

19. Kantonale Vorlagen:

    a. *Zug:* <https://zg.ch/de/recht-justiz/datenschutz/informationen-fuer-behoerden/dsfa_ablauf> *14.8.24.*

    b. *Zürich.* <https://www.datenschutz.ch/datenschutz-in-oeffentlichen-organen/datenschutz-folgenabschaetzung> *14.8.24.*

    c. *Glarus:* <https://www.gl.ch/public/upload/assets/45 859/Merkblatt%20 Datenschutz%20Folgenabsch%C3 %A4tzung.pdf?fp=1> *14.8.24.*

    d. *Luzern:* <https://datenschutz.lu.ch/themen/Neues_Kantonales_Daten-schutzgesetz> *14.8.24.*

    e. *Baselland:* <https://www.baselland.ch/politik-und-behorden/besondere-behoerden/datenschutz/publikationen/merkblatter-mus-terschreiben> *14.8.24.*

    f. <https://datenschutz.lu.ch/themen/Neues_Kantonales_Datenschutz-gesetz> *14.8.24.*

20. Uttinger/Geiser: Das neue Datenschutzrecht, 1. Auflage, Rz. 3.37.

21. *Bericht vom 15. Januar 2024 Angemessenheitsentscheid EU/EWR – CH:* <https://www.admin.ch/gov/de/start/dokumentation/medienmitteilungen. msg-id-99 695.html> *14.8.24.*

22. *Mitteilung des Bundesamtes für Justiz vom 14. 8. 2024:* <https://www.bj.admin.ch/ bj/de/home/aktuell/mm.msg-id-102 054.html> *17. 8. 2024.*

23. <https://germany.representation.ec.europa.eu/news/ datenverkehr-zwischen-der-eu-und-den-usa-europaische-kommission-er-lasst-neuen-2023-07-10_de> *17. 8. 2024.*

24. Martin Steiger, in: Generative KI für Unternehmen, Mai 2024, S. 125.

25. Verordnung über den Datenschutz (Datenschutzverordnung, DSV) vom 31. August 2022 – SAR 235.11.

26. Wolfgang Wohlers, in SHK, Vorbem. Zu Art. 60ff. RZ 12.

27. Bundesgesetz über die Forschung am Menschen – SR 810.30.

28. Bundesgesetz über die universitären Medizinalberufe – SR 811.11.

29. Bundesgesetz über die Gesundheitsberufe – SR 811.21.

30. *Die Schweiz hat 7 Ethikkommissionen:* <https://swissethics.ch/ethikkommissionen> *17. 8. 2024.*

31. <https://kofam.ch/de/categoriser> *17. 8. 2024.*

32. <https://www.berufsberatung.ch/dyn/show/10 004> *17. 8. 2024.*

33. <https://www.hslu.ch/de-ch/soziale-arbeit/ueber-uns/aktuell/2020/10/26/ deutsch-statt-behoerdisch-wie-geht-das/> *17. 8. 2024; Anke Grotlüschen, Wibke Rietmann, Level-One-Studie, Presseheft 2011 – < https://leo.blogs.uni-hamburg. de/wp-content/uploads/2011/12/leo-Presseheft_15_12_2011.pdf> 17. 8. 2024.*

Generative KI & Healthcare: Rechtliche Anforderungen, Haftungsfragen, Patientenrechte und grenzüberschreitende Aspekte

Ein Gastbeitrag von Sven Kohlmeier, Wicki Partners Ltd.

Das nachfolgende Kapitel beschreibt die zunehmende Integration von Generativer KI im medizinischen Bereich, die sowohl Potenziale als auch regulatorische Herausforderungen mit sich bringt. Rechtlich betrachtet müssen KI-Systeme als Medizinprodukte betrachtet und geprüft werden. Zudem stellen Fragen zur Haftung, zu Datenschutz und zur ethischen Verantwortung beim Einsatz von KI-Systemen neue Herausforderungen dar, für die klare Richtlinien und Handlungsanweisungen erforderlich sind.

KI: Gekommen um zu helfen

Im September 2022 hat die FMH – Verbindung der Schweizer Ärztinnen und Ärzte in einer Broschüre [1] über die Künstliche Intelligenz im ärztlichen Alltag informiert. Kurz darauf, am 30. November 2022 veröffentlichte OpenAI den Chatbot ChatGPT, der auf Anhieb die Fachwelt verblüffte und gar dazu führte, dass der Europäische Gesetzgeber den fast fertigen AI-Act nochmals umfassend überarbeitete. Bereits heute nutzen Spitäler KI-Systeme zum Beispiel im Bereich der Kardiologie zur Musterkennung (Spital STS Thun [2]) oder in der Neurologie (Kantonsspital Aarau [3]), um nur einige Beispiele zu nennen. Die immer leistungsfähigeren Large Language Modells (im Folgenden einheitlich als KI-Systeme bezeichnet) werden im Medizin- und Healthcare-Bereich zu einer Revolution der Patientenversorgung, Diagnostik und Behandlungsstrategien führen.

Allerdings wirft der Einsatz von KI-Systemen in der Medizin zahlreiche regulatorische und auch ethische Fragen auf. In diesem Beitrag werden die regulatorischen Rahmenbedingungen und rechtlichen Anforderungen an KI-Systeme im Medizinbereich in der Schweiz behandelt.

Rechtliche Anforderungen

Die rechtlichen Anforderungen des Einsatzes von KI-Systemen ergeben sich in der Schweiz primär aus den folgenden bereichsspezifischen Gesetzen:

- Medizinprodukteverordnung, MepV
- Heilmittelgesetz, HMG
- Humanforschungsgesetz, HFG
- Verordnung über In-vitro-Diagnostika, IvDV
- Regelung für klinische Versuche mit Medizinprodukten, KlinV-Mep wie auch den bereichsübergreifenden Gesetzen
- Datenschutzgesetz, DSG
- Urheberrechtsgesetz, URG und ggf. Patentgesetz, PatG
- Obligationenrecht, OR

Eine bereichs- oder sektorspezifische Regulierung von KI-Systemen im medizinischen Bereich in der Schweiz gibt es bisher nicht (Stand: 10/2024).

KI als Medizinprodukt

Da KI-Systeme nach allgemeiner Auffassung wie auch nach Auffassung des Bundesrates [4] als Software zu qualifizieren sind, können diese beim Einsatz im Gesundheitsbereich – je nach Zweckbestimmung – auch als Medizinprodukt i. S. v. Art. 1 Abs. 1 MepV qualifiziert werden. Mit einer medizinischen Zweckbestimmung gilt auch Software als Medizinprodukt im Sinne von Art. 3 Abs. 1 MepV. Im Gegensatz zu Arzneimitteln durchlaufen Medizinprodukte kein behördliches Zulassungsverfahren, sondern müssen einer Konformitätsbewertung unterzogen werden. Diese wird vom Hersteller selbst oder einer Prüfstelle nach den Vorgaben der Konformitätsbewertung bzw. Zertifizierung von der EU durchgeführt [5]. Beim Einsatz von KI-Systemen im Gesundheitsbereich ist daher stets zu prüfen, ob ein Medizinprodukt im Sinne des MepV vorliegt.

Haftung

Da es sich bei KI-Systemen um Software und damit nicht um bewegliche Sachen im Sinne des Art. 2 Abs. 2 Produktsicherheitsgesetzes (PrSG [6]) handelt, scheiden Ansprüche nach PrSG aus; im Übrigen auch deshalb, weil mit dem HMG und der MepV bundesrechtliche Bestimmungen zur Produktsicherheit erlassen wurden, Art. 1 Abs. 3 PrSG. Ebenso scheiden Ansprüche nach dem Produktehaftpflichtgesetz (PrHG) aus, da dieses nach Art. 3 Satz 1 lit. a wiederum nur bewegliche Sachen" erfasst. Nach hier vertretener Auffassung ist ein reines KI-System (welches über das Internet aufgerufen wird) keine bewegliche Sache. Etwas anderes gilt jedoch dann, wenn das KI-System auf oder mit einem körperlichen Gegenstand geliefert wird oder darin enthalten ist (vgl. Apple Intelligence). Nach Art. 3 Abs. 1 lit a PrHG liegt eine bewegliche Sache auch dann vor, wenn sie Teil einer unbeweglichen Sache ist. Um ein KI-System als bewegliche Sache einzuordnen und den o. g. Gesetzen unterzuordnen, kommt es also entscheidend darauf an, ob das KI-System singulär z. B. über das Internet genutzt wird oder in ein medizinisches Gerät integriert ist.

Beim Einsatz von KI-Systemen kommen deliktische Haftungsansprüche nach dem Obligationenrecht (OR), hier insbesondere Art. 41 Abs. 1 und Art. 55 Abs. 1 OR, zur Anwendung. Rechtlich ungeklärt ist bislang, wie die Frage der (wirksamen) Einwilligung sowie des Verschuldens zu beurteilen ist [7], wenn ein selbstlernendes und selbstoperierendes KI-System bei einer Operation einen Gesundheitsschaden oder gar den Tod verursacht. Darüber hinaus dürfte fraglich sein, ob der Patient überhaupt hinreichend vom Arzt aufgeklärt werden kann, denn üblicherweise kennt der Arzt die Entscheidungsprozesse des behandelnden KI-Systems nicht (zu Aufklärung, Einwilligung und BGE-Leitentscheid siehe: Thouvenin et al, Aufklärung beim Einsatz von KI-Systemen, RN 5 ff [8]). Soweit das Bundesgericht (BGE 116 II 519 E. 3.b) eine Aufklärung über „bekannte Risiken" fordert, dürfte dies die Ärzteschaft in Zukunft vor einige Herausforderungen stellen. Während teilautonome und von Ärzten gesteuerte Operationsroboter und deren Risiken bekannt sein dürften, fehlt es an entsprechendem Risiko-Wissen bei einem selbsttätigen KI-Operations-System – denn dieses entscheidet jeweils neu und selbstlernend und führt nicht einfach systematisch gleiche Operationen durch. Auf der anderen Seite dürfte der unheilbar kranke Patient seine

Einwilligung zur Operation durchaus in dem Wissen erteilen, dass es sich um eine neue und ggf. auch risikobasierte Operationsmethode handelt. Kommt es jedoch zu einem Schaden oder gar dem Tod, dürfte die Thematik der wirksamen Einwilligung und Aufklärung des Arztes eine wesentliche juristische Rolle spielen.

Auch kann einem selbstbehandelnden KI-System kein Verschulden vorgeworfen werden, da es keine natürliche Person im Sinne der Haftungsregelung des Art. 41 Abs. 1 OR ist. Für eine Haftung des Arztes, der bei der vom KI-System durchgeführten Operation „daneben steht", könnte es an einem Handeln im Sinne von Art. 41 Abs. 1 OR fehlen.

Ebenso rechtlich ungeklärt ist der gewährleistungsrechtliche Umgang mit KI-Systemen. Spital oder der Arztpraxis stehen bei fehlerhaft funktionierenden KI-Systemen, die z. B. medizinisch falsche Entscheidungen treffen – je nach Vertragsgestaltung – kaufrechtliche, auftrags- oder werkvertragliche Gewährleistungsrechte gegen den Verkäufer oder Hersteller zu. Unklar dürfte jedoch in den meisten Fällen sein, wann das KI-System als mangelhaft anzusehen ist. Gerade bei der Beschaffung, sowohl im öffentlichen als auch im privaten Bereich, empfiehlt es sich daher, Regelungen zur Soll-Beschaffenheit und Funktionsweise des KI-Systems sowie zur Verfügbarkeit und Orientierung an medizinisch-wissenschaftlichen und ethischen Standards in den Vertrag über den Erwerb des KI-Systems aufzunehmen.

Einschlägig bleiben die bereichsspezifischen Regelungen u. a. der MepV, sofern KI-Systeme als Kombination von Hard- und Software als Medizinprodukte zu qualifizieren sind (siehe auch: Thouvenin et al, aaO, RN 12).

Relevant bleiben auch die Pflichten zur Wahrung der ärztlichen Schweigepflicht, auch wenn ein KI-System eingesetzt wird. Hier sind gegebenenfalls Einwilligungsformulare anzupassen.

Patientenrechte

Datenschutz [9] bei KI-Systemen

Grundsätzlich kommen bei der Nutzung von KI-Systemen, soweit es sich bei der Verarbeitung von Personendaten bzw. im Medizinbereich insbesondere um besonders schützenswerte Personendaten handelt,

Ansprüche des Patienten aus dem DSG in Betracht. Wenngleich das DSG, jedenfalls was das Bußgeldrisiko anbelangt, als stumpfes Schwert zu betrachten ist, sollte jede Praxis, jedes Spital und jeder Mitarbeitende schon aus Reputationsgründen das DSG einhalten und entsprechende Vorkehrungen zur Einhaltung des DSG treffen.

Insbesondere beim Training von KI-Systemen mit Gesundheitsdaten (z. B. zur Krebsdiagnose) ist Vorsicht geboten. Hier sind sicherlich On-Prem-Lösungen (z. B. eines Schweizer Anbieters) den großen Big-Tech-Lösungen vorzuziehen, um den Zugriff und die Kontrolle über die Gesundheitsdaten zu behalten. Denn bisher ist nicht geklärt, ob eine Extrahierung und Löschung von einmal im KI-System trainierten Daten überhaupt möglich ist.

Auch im ärztlichen Alltag sind die Patientenrechte zu wahren. Die schnelle Übersetzung eines ausländischen Arztbriefes durch einen Online-Übersetzungsdienst kann ebenso datenschutzrechtliche Implikationen haben wie auch die Implementierung von KI-Systemen in Office- oder Programmanwendungen. Denn in diesen Systemen stecken KI-Systeme, die – je nach Anwendungsmodell – auch die eingegebenen Daten und damit auch personen- und gesundheits-bezogene Daten zum Training verwenden (können).

Soweit Patientendaten mittels KI-Systemen in der Cloud genutzt werden, sind ebenso rechtliche Herausforderungen zu berücksichtigen, auf deren vertiefte Darstellung im Rahmen dieses Überblicks verzichtet werden muss.

Ob und inwieweit Vorschläge für Behandlungsmethoden einem KI-System überlassen werden, dürfte sicherlich auch ethische Fragen aufwerfen. Zwar orientieren sich Ärztinnen und Ärzte an Standes-regelungen zur ärztlichen Ethik [10] und auch Mitarbeiterinnen und Mitarbeiter unterliegen ethischen Regeln [11], dennoch dürfte der Einsatz von KI-Systemen eine Überarbeitung der ethischen Standards und Governance-Richtlinien in ärztlichen Einrichtungen erforderlich machen. So ist die aktive Sterbehilfe mit der ärztlichen Ethik nicht vereinbar (Art. 17 Satz 3 Standesordnung), die Standesordnung gilt aber nicht für KI-Systeme. Unklar ist bislang auch, ob sich KI-Systeme früher oder später bewusst für eine bestimmte Behandlungsmetho-de entscheiden, die statt zunächst lebenserhaltender Maßnahmen zum unmittelbaren Tod des Patienten führt, weil das KI-System den nahenden Tod des Patienten emotionslos und ethisch unbelastet kommen sieht. Hier bedarf es meines Erachtens klarer interner Richtlinien und Guidelines.

Transparenz und Offenlegung des Einsatzes von KI-Systemen im medizinischen Bereich gegenüber den Patienten dürfte das Vertrauen in die noch junge generative Technologie stärken, auch wenn eine weitgehende Transparenz bisher gesetzlich nicht gefordert wird. Patientinnen und Patienten könnten natürlich schuldrechtlich darauf drängen, dass im Behandlungsvertrag umfassende Aufklärungspflichten über den Einsatz von KI-Systemen vereinbart werden. Jede Transparenz führt aber auf der anderen Seite auch zu einem Erkenntnisvorspruch des Betroffenen im Falle eines Behandlungsfehlers oder könnte gar als Grundlage für strafrechtliche Ermittlungen verwendet werden. Auch wenn dieses Dilemma aus ärztlicher Sicht unlösbar erscheint, bin ich weiterhin „Team Transparenz" und „Team Guidelines".

Grenzüberschreitende Aspekte

Soweit Medizinprodukte mit KI-Implementierung in der EU in Verkehr gebracht oder verwendet werden, sind die Medizinprodukteverordnung (EU 2017/745) sowie der ab dem 1. August 2024 geltende AI-Act, u. a. mit Regelungen zu verbotenen KI-Praktiken und zum Erwerb von KI-Kompetenz (gültig ab 2. Februar 2025) sowie weitere Regelungen, die am 2. August 2025 und 2. August 2026 in Kraft treten, zu beachten. Jedoch gibt es auch hier Ausnahmen und Gestaltungsmöglichkeiten für die Hersteller von medizinischen KI-Systemen.

Handlungsempfehlungen

Kein Einsatz von KI-Systemen ist auch keine Lösung. Allerdings ist nicht überall KI drin, wo auch KI draufsteht. Daher ist in einem ersten Schritt zu prüfen, ob tatsächlich ein KI-System (zur Begriffsbestimmung siehe auch Art. 3 Abs. 1 AI-Act und Erwägungsgrund 12 des AI-Actes) eingesetzt wird. Meine Handlungsempfehlungen beim Einsatz von KI-Systemen im Healthcare-Bereich lauten:

1. KI-Kompetenz erwerben und Mitarbeitende schulen: Nur wer hinreichend geschult ist, kann KI-Systeme rechtskonform und zum Vorteil der Patientin oder des Patienten einsetzen.

2. Unternehmensinterne Guidelines und Arbeitsanweisungen sollten erstellt werden, um den rechtlichen Rahmen, aber auch ethische Prinzipien festzuhalten.

3. Albert Einstein sagte einst: „Phantasie ist wichtiger als Wissen, denn Wissen ist begrenzt". Genauso verhält es sich mit KI-Systemen, deren Wissen (derzeit) begrenzt ist. Nutzen Sie im medizinischen Bereich Ihre Erfahrung und Phantasie und KI als produktives Hilfsmittel – und für alles andere gibt es Juristen.

5. Zukunftsaussichten und Trends

Der Einsatz von Generativer KI dürfte einen weiteren Schritt in der Digitalisierung des Health-Care-Bereiches darstellen. Mit der Zunahme von Robotic-Technik stellen sich weitaus größere rechtliche Fragen, sowohl in ethischer als auch in haftungsrechtlicher Hinsicht. Hier dürfte der Gesetzgeber bzw. die internationale Staatengemeinschaft gefordert sein, das Verhältnis zwischen Menschen und Humanoiden gänzlich neu zu regeln.

Über den Autor

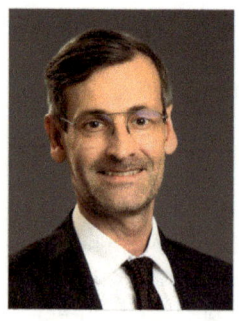

Sven Kohlmeier ist als Rechtsanwalt und Fachanwalt für IT-Recht (D) und Partner bei Wicki Partners AG (Zürich) sowie mit Kanzleisitz in Berlin tätig und vertritt Unternehmen und Behörden bei Digitalisierungsvorhaben. Er ist Co-Head des Digital Education Institutes. Als Experte mit langjähriger anwaltlicher Erfahrung im IT- und Datenschutzrecht sowie bei CH-EU-grenzüberschreitenden Sachverhalten ist er Mitglied im Experten-Joint-Venture AIComply. Als ehemaliges Mitglied des Abgeordnetenhauses von Berlin verfügt er zudem über politische und gesetzgeberische Erfahrung. Zu digitalen Themen in der Schweiz ist er im Netzpodcast der Digitalen Gesellschaft zu hören. In seiner

Freizeit spielt Sven Golf oder reist gerne nach Italien. Er ist aktiver Nutzer von LinkedIn.

LinkedIn: https://www.linkedin.com/in/sven-kohlmeier/

Quellen

1. Künstliche Intelligenz im ärztlichen Alltag; https://www.fmh.ch/files/pdf27/20220914_fmh_brosch-ki_d.pdf.

2. https://www.netzwoche.ch/interviews/2024-09-25/wie-kuenstliche-intelligenz-den-spitalalltag-veraendert.

3. https://www.ksa.ch/de/gruppe/news-blog/ki-unterstuetzt-uns-im-alltag-entscheidet-aber-nie-3143.

4. https://www.parlament.ch/de/ratsbetrieb/suche-curia-vista/geschaeft?AffairId=20 237 262.

5. https://www.swissmedic.ch/swissmedic/de/home/medizinprodukte/regulierung-medizinprodukte.html.

6. https://www.fedlex.admin.ch/eli/cc/2010/347/de.

7. Erläuterung: Für eine deliktische Haftung wird u.a. der Schaden, Kausalität, Widerrechtlichkeit, Verschulden wie auch eine Einwilligung als Tatbestandsmerkmal geprüft.

8. *https://jusletter.weblaw.ch/juslissues/2024/1183/aufklarung-beim-eins_e6e37d7472.html, Abgerufen am 8. Oktober 2024.*

9. Siehe hierzu auch Beitrag: Datenschutz –Umgang mit Daten, vorgängiges Kapitel.

10. Standesordnung der FHM, https://www.fmh.ch/files/pdf29/standesordnung---de---2023-11.pdf.

11. *siehe bspw. Code of Ethics for Nurses, https://www.icn.ch/sites/default/files/2023-06/ICN_Code-of-Ethics_EN_Web.pdf.*

Sämtliche aufgeführten Links abgerufen am 8. Oktober 2024.

6. KAPITEL

Generative KI-Technologien für die Medizin

Im folgenden Kapitel lernen Sie einige bekannte und neue Tools kennen, die auf Generativer KI basieren und speziell für Unternehmen aus dem Gesundheitswesen von Interesse sind. Wir geben Ihnen eine kurze Einführung in diese Anwendungen und zeigen Ihnen, wie Sie diese in Ihrem Unternehmen einsetzen können.

Ein Gastbeitrag von Stefanie Rösler-Brüggemann

KI-Technologien in Arztpraxen

Aaron.AI

„Sie sind überhaupt nicht zu erreichen." – Diesen Satz hört man in vielen Arztpraxen häufig. Eine Lösung dafür ist der KI-basierte digitale Telefonassistent Aaron, der 2015 vom gleichnamigen Berliner Start-up entwickelt wurde. Er nimmt Anrufe entgegen und erfragt alle wichtigen Informationen wie Patientendaten und den Grund des Anrufs. Anschließend werden alle Anrufe im Programm tabellarisch aufgeführt. Im Anschluss kann einfach per SMS, als Freitext oder vorgefertigter Text, auf das Anliegen geantwortet oder zurückgerufen werden.

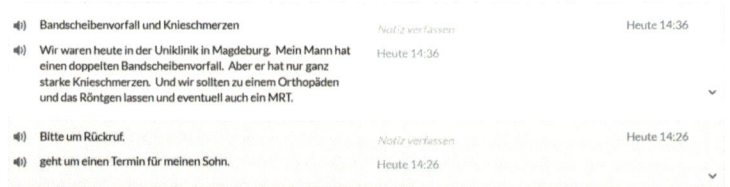

Abbildung 16: Auflistung von Patientenanfragen.

Aaron kann je nach den jeweiligen Bedürfnissen einer Praxis unterstützend eingesetzt werden – ob während der Öffnungszeiten, rund um die Uhr oder nur bei Bedarf kann flexibel eingestellt werden. Stimme, Dialoge und Antworttexte lassen sich individuell konfigurieren.

Die Kosten für die Software belaufen sich derzeit auf 129 € monatlich pro Behandler für die Pro-Version.

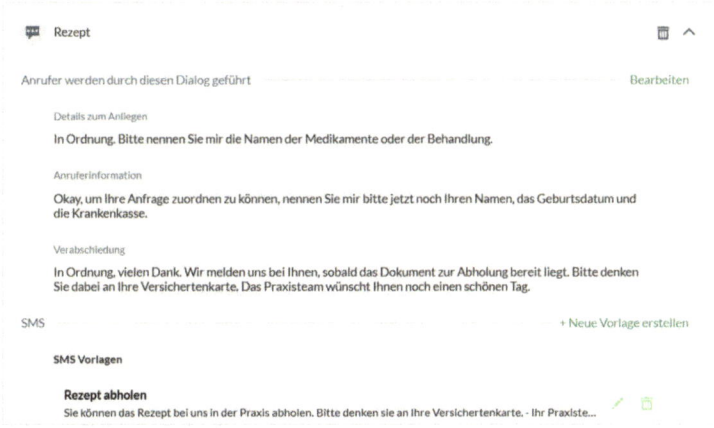

Abbildung 17: Beispieldialog.

Die Effizienz lässt sich durch den Telefonassistenten steigern, da zeit-intensive Gespräche wegfallen und auf schnellem Wege Antworten geliefert werden. Die Patientenzufriedenheit wird gesteigert, da die Erreichbarkeit der Praxis jederzeit gegeben ist. Jedoch fehlt bei einigen, insbesondere älteren Patientinnen und Patienten, die Akzeptanz. In der Spracherkennung liegt noch Verbesserungspotenzial, allerdings besteht bei allen Patientenangaben die Möglichkeit, die Aussage mithilfe des Lautsprechersymbols noch einmal selbst anzuhören.

In naher Zukunft wird das Tool von besonderem Interesse sein, da die Onlineterminplattform Doctolib Aaron.AI im Mai 2024 übernommen hat. Der digitale Telefonassistent Aaron wird voraussichtlich Ende 2024 in der Lage sein, Termine direkt im Online-Terminkalender zu buchen. Dies wird zu einer erheblichen Entlastung des Personals führen.

Dragon Medical One

Um zeitaufwendiges Dokumentieren zu vereinfachen, bietet die Firma Nuance aus den USA das Spracherkennungssystem Dragon Medical One an. Die Sprachaufnahmen erfolgen über eine App auf dem Smart-phone oder per Diktiermikrofon, wobei die Datenschutzkonformität gewährleistet wird, APIs zu KISS-Systemen werden angeboten.

Dank Künstlicher Intelligenz und Deep Learning passt sich die Software an das spezifische Vokabular der jeweiligen medizinischen Einrichtung an und verbessert so kontinuierlich die Genauigkeit der Spracherkennung. Dragon Medical One ist cloudbasiert, was die Notwendigkeit von Installation und Wartung überflüssig macht. Es besteht die Möglichkeit, das System monatlich zu mieten. Als Ausgabe-Format bietet das Tool zum Zeitpunkt des Verfassens dieses Kapitels PDF und Word an. Weitere Formate sollen laut Anbieter in Planung sein.

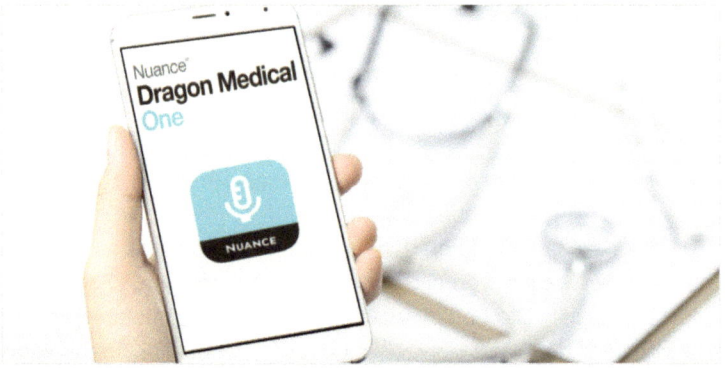

Abbildung 18: Ausschnitt Dragon Medical One.

Idana

Idana ist eine Software zur digitalen Erhebung der Anamnese. Die Praxis lässt der Patientin bzw. dem Patienten bereits vorab alle notwendigen Formulare und Fragebögen zukommen, entweder bei der Onlinebuchung, per E-Mail, telefonisch per Code oder als QR-Code in der Praxis. Der Patient kann dadurch in Ruhe vor der Behandlung die individuell auf ihn zugeschnittenen Fragebögen ausfüllen – alternativ können die Patientinnen und Patienten auch vor Ort in der Praxis über ein Tablet ihre Angaben ausfüllen. Alle Angaben werden über eine Schnittstelle direkt in die gängigen Praxisverwaltungssysteme übernommen. Somit werden erhebliche Mengen an Papier eingespart, ebenso wie die Arbeitskraft, die sonst für die manuelle Datenübernahme, das Scannen und das Schreddern erforderlich wäre. Ein zusätzlicher Vorteil besteht darin, dass die Fragebögen auch in anderen Sprachen zur Verfügung stehen.

Die Ärztin bzw. der Arzt erhält vor der Behandlung einen von der KI erstellten zusammenfassenden Bericht über die Anamnese und eventuelle Besonderheiten und ist somit gut auf die Patientin oder den Patienten vorbereitet. Idana ist zudem DSGVO-konform.

🟥 WARNSYMPTOME

Fragebogen: Aufnahmebogen - idana.com

Schmerzintensität	8 / 10
Covid-19 Impfung erhalten	Nein

🟧 WICHTIGE ANTWORTEN

Fragebogen: Aufnahmebogen - idana.com

Wohnadresse	Max-Meierstr. 10
Telefonnummer	0176 1010 100 10
Beschwerden	Schmerzen, Gelenkbeschwerden
Dauer der Beschwerden	1-7 Tage
Allergien bekannt	Ja
Bekannte Allergien	Medikamente
Allergische Reaktionen	Angioödem, Dyspnoe

Abbildung 19: Ausschnitt Zusammenfassender Bericht von Idana.

Intonate

Durch zunehmende bürokratische Anforderungen im Gesundheitswesen gerät die eigentliche Patientenversorgung oft in den Hintergrund. Das junge Schweizer Unternehmen Intonate hat ebenfalls eine Lösung basierend auf Spracherkennung entwickelt, um Entlastung für medizinisches Personal zu schaffen und den Fokus wieder auf die Patientin bzw. den Patienten zu richten. Mit dem Smartphone wird das gesamte Patientengespräch aufgezeichnet und mittels KI transkribiert. Das Besondere daran ist, dass im Anschluss automatisch ein medizinischer Bericht generiert wird, der bei Bedarf noch modifiziert werden kann. So kann sich die Ärztin bzw. der Arzt ausschließlich auf die Patientin bzw. den Patienten konzentrieren. Die App befindet sich aktuell in der Testphase, Praxen können sich auf der Website als Testpraxis bewerben.

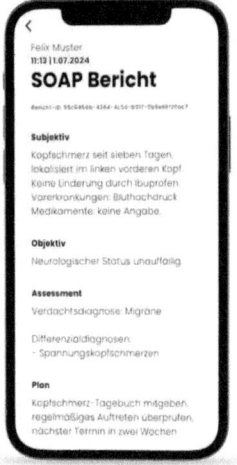
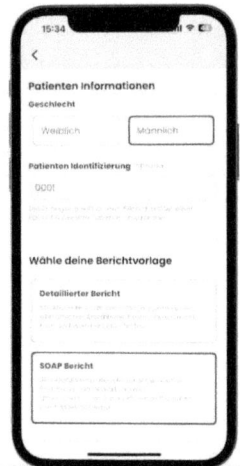

Abbildung 20: Ausschnitt Intonate.

SwissGPT – der GPT-Assistent aus der Schweiz

In einer Welt, in der sich KI immer weiter etabliert, werden Vertrauen und Datenschutz zunehmend wichtiger. Dies hat sich die Firma Alpine AI zu Herzen genommen und ihre Produkte auf Datenschutz und Sicherheit ausgerichtet.

SwissGPT ist eine Anwendung der Firma AlpineAI, die ein in der Schweiz gehostetes LLM, das auf Servern im Kanton Zürich läuft, umfasst. Das Produkt bietet eine Anbindung an Firmendaten und Retrieval Augmented Generation (RAG) sowie spezialisierte Modelle für bestimmte Branchen wie SwissGPT Mental für Psychiaterinnen/ Psychiater und Psychotherapeutinnen/Psychotherapeuten. Die Produktpalette wird laufend erweitert und umfasst aktuell eine Möglichkeit zur Transkription und Zusammenfassung von Gesprächen sowie End-to-End-Lösungen, die in Zusammenarbeit mit den Kundinnen und Kunden entwickelt werden. SwissGPT ist ein B2B-Produkt. Die Kosten pro User sind vergleichbar mit den Kosten für ChatGPT, dafür ist die Lösung mit dem AI-EU Act konform, der DSGV und den Schweizer

Datenschutzrichtlinien und ist daher sehr interessant für Firmen, die Sicherheit und Datenschutz großschreiben.

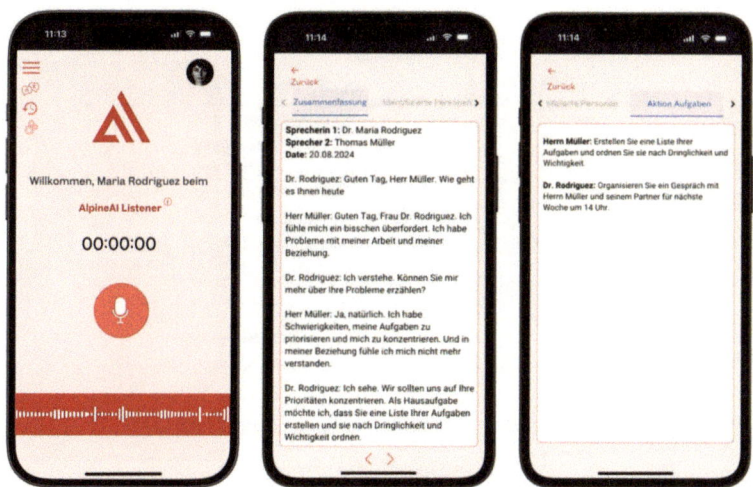

Abbildung 21: Screenshot des „Listeneres", der Patientengespräche transkribiert und automatisiert zusammenfasst (www.alpineai.swiss/mental).

Tomedo

Tomedo ist ein innovatives Praxisverwaltungssystem der Firma Zollsoft aus Jena. Um die Abrechnung zu vereinfachen, hat das Unternehmen eine eigene Abrechnungs-KI entwickelt. Diese Technologie nutzt fortschrittliche Algorithmen, um basierend auf der Dokumentation oder Diagnose passende Abrechnungsziffern vorzuschlagen. Zunächst wird die KI trainiert, indem sie lernt, welche Texte und Diagnosen in der jeweiligen Praxis typischerweise mit welchen Abrechnungsziffern verknüpft sind. Nach Abschluss des Trainings kann die KI bei Texteingaben automatisch die passenden Abrechnungsziffern vorschlagen.

Tomedo läuft ausschließlich auf dem Betriebssystem iOS. Weiter ist Tomendo aktuell vor allem für den deutschen Markt ausgerichtet.

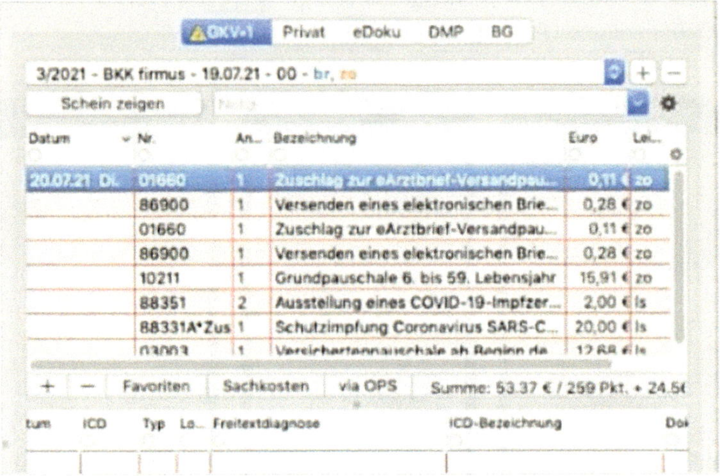

Datum	⌄ Nr.	An...	Bezeichnung	Euro	Lei...
20.07.21 Di.	01660	1	Zuschlag zur eArztbrief-Versandpau...	0,11 €	zo
	86900	1	Versenden eines elektronischen Brie...	0,28 €	zo
	01660	1	Zuschlag zur eArztbrief-Versandpau...	0,11 €	zo
	86900	1	Versenden eines elektronischen Brie...	0,28 €	zo
	10211	1	Grundpauschale 6. bis 59. Lebensjahr	15,91 €	zo
	88351	2	Ausstellung eines COVID-19-Impfzer...	2,00 €	ls
	88331A*Zus	1	Schutzimpfung Coronavirus SARS-C...	20,00 €	ls
	03003	1	Versichertenpauschale ab Beginn de...	12,68 €	ls

Abbildung 22: *Abrechnungshinweise* (https://tomedo.de/praxissoftware/praxis-dokumentation).

Floy

Floy ist eine KI-gestützte Bildbetrachtungstechnologie für die Radiologie. Die Software unterstützt Radiologinnen und Radiologen dabei, wichtige Abnormalitäten in MRT- und CT-Untersuchungen zu erkennen. Zusätzlich zur Befundung durch die Radiologin oder den Radiologen wird Floy als Zweitmeinung eingesetzt. Die Künstliche Intelligenz hat aus Millionen von Datensätzen und umfassender radiologischer Erfahrung gelernt.

Die Technologie ist nicht neu, jedoch sei es Floy nun gelungen, die Anwendung wirtschaftlich attraktiv auf den Markt zu bringen, rund 200 radiologische Praxen sind bereits eingestiegen. Die Untersuchung durch Floy KI wird aktuell nur als Selbstzahler-Leistung angeboten, wenn der Patient die Zusatzleistung wünscht, zahlt er 46,63 € analog der GOÄ-Ziffer 5377 (Zuschlag für computergesteuerte Analyse). Davon geht ein Prozentsatz an die Praxis, ein Prozentsatz an Floy. Das Münchener Start-up arbeitet aktuell daran, in den Leistungskatalog der gesetzlichen Krankenkassen aufgenommen zu werden.

Zusätzlicher Aufwand für Radiologiepraxen entsteht kaum – bei Anmeldung wird ein Informationsflyer ausgehändigt. Sollte der Patient oder die Patientin Interesse an der Nutzung von Floy haben, wird die KI durch die MFA aktiviert. Als Anlage zum Befund der Radiologin bzw. des Radiologen erhält die Patientin bzw. der Patient zusätzlich den Befund von Floy.

In einem speziellen Datenschutzverfahren, das als datenschutzkonform eingestuft wurde, werden die Namen der Patientinnen und Patienten nach Befunderstellung gelöscht und die Bilder ohne Personenbezug werden für die KI zum „Deep Learning" verwendet. Insgesamt trägt Floy dazu bei, die Effizienz, Genauigkeit und Qualität der radiologischen Diagnostik erheblich zu verbessern.

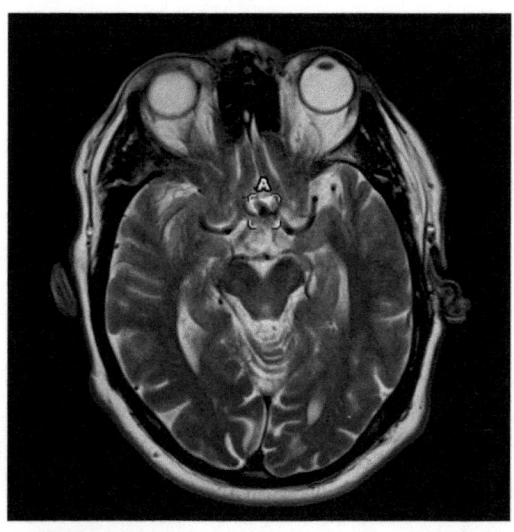

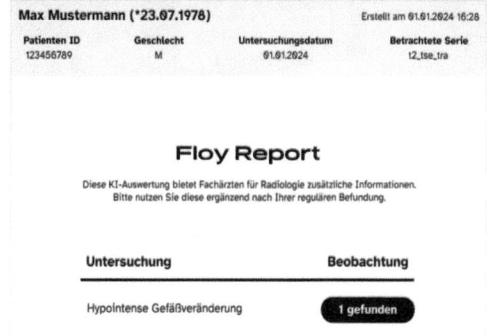

Abbildung 23: Ausschnitt Floy.

AIRAmed

Nach Angaben der WHO sind derzeit mehr als 55 Millionen Menschen von Demenz betroffen. Entscheidend bei Demenz und anderen neurologischen Erkrankungen ist die Diagnose in einem möglichst frühen Krankheitsstadium. Mit bildgebenden Verfahren wie einem MRT lassen sich Veränderungen bereits mehrere Jahre vor dem Auftreten klinischer Symptome erkennen.

Das Tübinger Start-up AIRAmed analysiert MRT-Bilder mithilfe von KI-Software, indem es das Gehirnvolumen einzelner Hirnareale bestimmt (Hirnvolumetrie) und mit Referenzwerten vergleicht. Dies hilft Ärztinnen und Ärzte bei der Früherkennung von neurologischen Erkrankungen, die auch aufgrund von neu entwickelten Medikamenten und Therapien an Wichtigkeit gewinnt.

Die Radiologin bzw. der Radiologe sendet die MRT-Daten des Gehirns pseudonymisiert und datenschutzkonform an AIRAmed und erhält nach der Analyse einen Auswertungsbericht zurück. Es handelt sich um eine Selbstzahler-Leistung, die Kosten liegen in der Regel zwischen 120 € und 250 €.

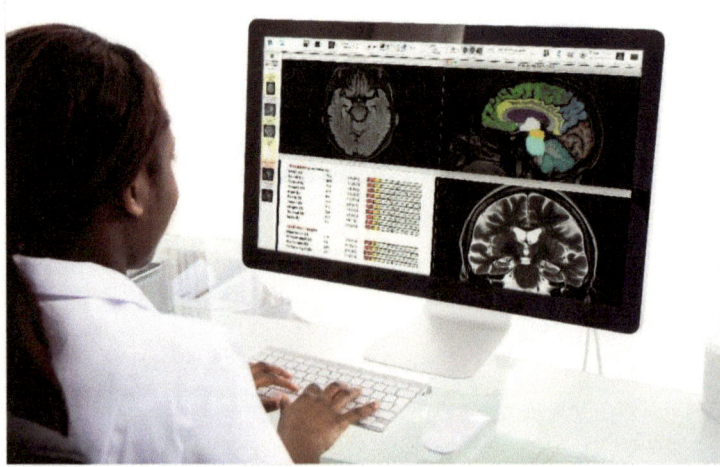

Abbildung 24: Ausschnitt der AIRAmed am Computer.

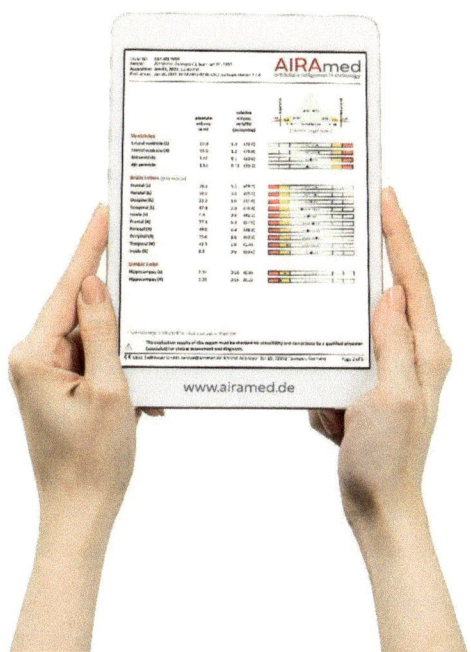

Abbildung 25: Ausschnitt AIRAmed mit Auswertung.

KI-Technologien im Krankenhaus

Momo

Zur Optimierung der Abrechnung im Krankenhaus hat die Firma Tiplu die Software Momo entwickelt. Die Software bietet eine Komplettlösung für das operative Medizincontrolling und ist durch ihren Einsatz in 400 Krankenhäusern marktführend.

Dabei werden alle verfügbaren Textdokumente wie Arzt- und OP-Berichte, Pflegedokumentationen, radiologische Befunde und Laborwerte mithilfe einer eigens entwickelten semantischen Suche nach kodierrelevanten Informationen durchsucht.

Das umfangreiche, täglich von Expertinnen und Experten gepflegte Regelwerk liefert dann im Zusammenspiel mit der Künstlichen Intelligenz fallbezogene Kodierungsvorschläge in Form von ICD-10 und OPS-Codes. Diese können über eine Schnittstelle direkt in das Krankenhausinformationssystem übernommen werden.

Zusätzlich erhält die Nutzerin oder der Nutzer Hinweise zur Vermeidung fehlerhafter oder unvollständiger Dokumentation. So können mögliche Rückfragen des Medizinischen Dienstes und damit eine Abwertung der Fallpauschalen sowie ein erhöhter bürokratischer Aufwand vermieden werden.

Sämtliche Daten verbleiben auf den Servern des Krankenhauses und verlassen dieses nicht. Die Kosten für die Jahreslizenz richten sich nach der Bettenanzahl und sind laut Tiplu in der Regel bereits in der zweiwöchigen Testphase gedeckt.

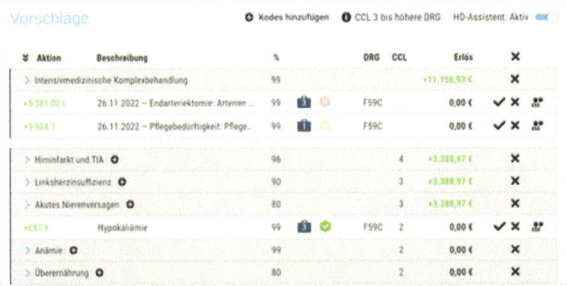

Abbildung 26: Vorschläge im Einzelfall (https://tiplu.de/produkte/momo/#einzelfall).

Planerio

Planerio ist eine KI-gestützte App zur Automatisierung der zunehmend komplexen Dienstplanung. Besonders in Zeiten von Personalmangel und verstärktem Einsatz von Hilfskräften spart die Anwendung viel Zeit, Planerio berichtet von bis zu 90 % Zeitersparnis. Die Anwendung richtet sich vor allem an Einrichtungen des Gesundheitswesens wie Krankenhäuser, Pflegeheime und große Arztpraxen.

Die automatisierte Dienstplanung setzt tarifliche und gesetzliche Vorgaben um und berücksichtigt dabei auch die Qualifikationen und Wünsche der Mitarbeitenden. In einer Mitarbeitenden-App sind eventuelle Änderungen im Dienstplan immer für alle in Echtzeit einsehbar, es können Dienst- oder Freizeitwünsche geäußert und Schichten unkompliziert untereinander getauscht werden. Urlaubsanträge können direkt über die App gestellt und direkt genehmigt oder abgelehnt werden.

Das 2016 in München gegründete Unternehmen bietet zudem eine Lösung für die elektronische Zeiterfassung, die in Deutschland und der Schweiz verpflichtend ist. Die Erfassung ist dabei am PC, per Smartphone, über Einstempeln an einem Terminal oder direkt über den Dienstplan möglich.

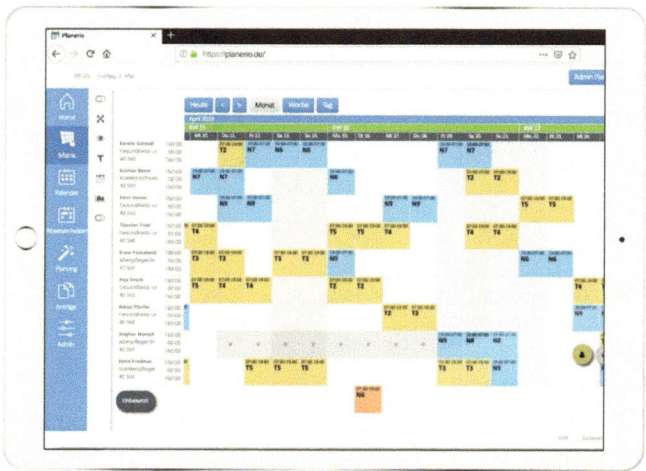

Abbildung 27: Ausschnitt Pleanrio.

nextOR Planning

Um die Effizienz im Operationssaal zu steigern, wurde die Software nextOR Planning auf Grundlage von Krankenhaus-Prozessabläufen entwickelt. Die automatisierte OP-Planung optimiert den Einsatz von Ressourcen wie Personal, Material und Räumlichkeiten, verhindert teuren Leerlauf im OP und ermöglicht automatische Anpassungen bei Notfalloperationen oder Personalausfällen.

Die KI-gestützte Software reduziert Kosten, indem sie die administrative OP-Planung vereinfacht, eine optimale Auslastung der OP-Säle gewährleistet und Überstunden der Mitarbeitenden verringert. Das Start-up berechnet die Gebühren auf Basis der Anzahl der durchgeführten operativen Eingriffe. Die Patientendaten verbleiben auf dem unternehmenseigenen Server und werden pseudonymisiert.

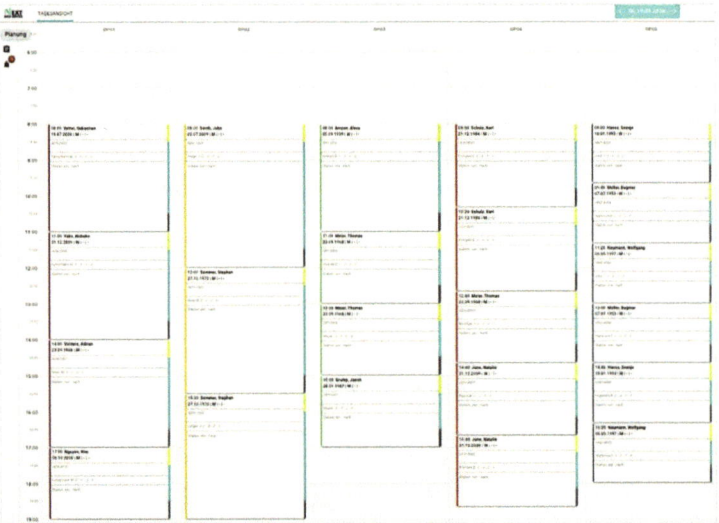

Abbildung 28: Ausschnitt nextOR Planning.

KI-Technologien in Pharmaunternehmen & Forschung

AICURA Medical

Die KI-Plattform AICURA Medical macht seit 2018 Gesundheitsdaten für Künstliche Intelligenz und maschinelles Lernen nutzbar, um die Patientenversorgung zu verbessern, klinische Studien durchzuführen und den Einsatz von KI in der Forschung zu erleichtern. Sie ermöglicht die kostenlose, datenschutzkonforme Nutzung von Gesundheitsdaten und richtet sich an Krankenhäuser, Pharmaunternehmen und die klinische Forschung. AiCura entwickelt auch eigene Anwendungen, wie beispielsweise Vorhersagen zur Verweildauer von Patientinnen und Patienten im Krankenhaus, um Ressourcen optimal zu nutzen. Hauptziel des Unternehmens ist es jedoch, die Voraussetzungen dafür zu schaffen, dass Anwenderinnen und Anwender weitere Apps entwickeln und Gesundheitsdaten effektiv nutzen können.

Das 2018 gegründete Unternehmen arbeitet aktuell an der Entwicklung eines Geschäftsmodells, um den Übergang vom Forschungsstadium zur Marktreife zu bewältigen.

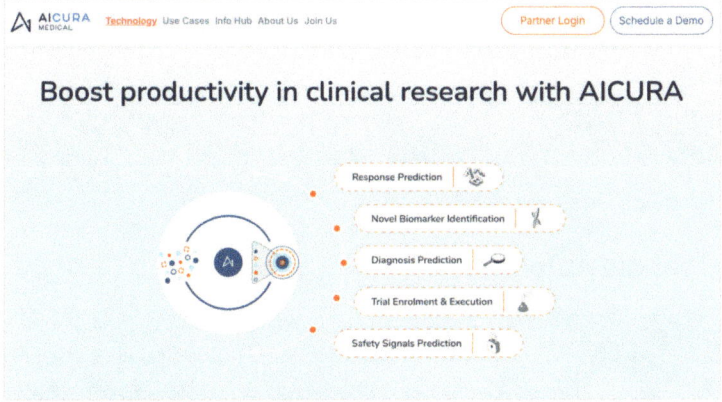

Abbildung 29: Ausschnitt AICURA Medical.

AlphaFold

Die AlphaFold-Datenbank von Google DeepMind kann die Struktur von Proteinen vorhersagen und revolutionierte 2020 die medizinische Forschung und Medikamentenentwicklung. Die Künstliche Intelligenz kann innerhalb von Sekunden die 3D-Struktur von Proteinen darstellen; in der aktuellen dritten Version zusätzlich auch deren Interaktion und Wechselwirkung mit anderen Molekülen. In der Datenbank sind bereits Ergebnisse von ca. 200 Millionen Proteinen verschiedener Organismen gespeichert, wobei durch die Kenntnis dieser Strukturen gezielt neue Medikamente entwickelt werden können.

Über den Server von AlphaFold ist nicht-kommerzielle Forschung kostenlos möglich. Allerdings ist die Nutzung von AlphaFold 3 zur Medikamentenentwicklung ausschließlich der DeepMind-Tochterfirma Isomorphic Labs vorbehalten.

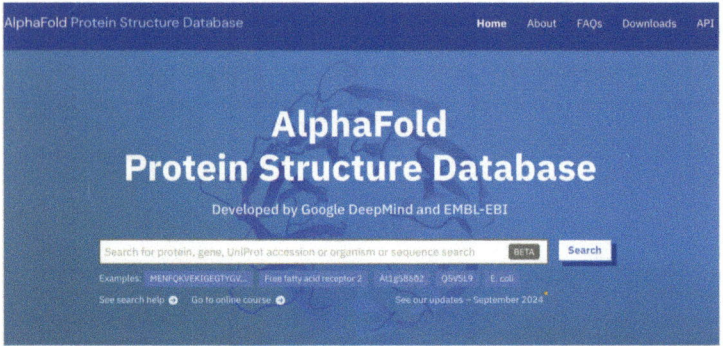

Abbildung 30: Ausschnitt AlphaFold.

Über die Autorin

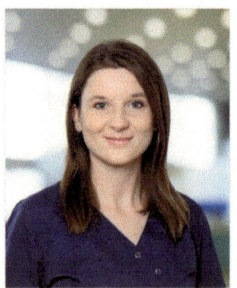

Stefanie Rösler-Brüggemann ist ausgebildete Gesundheits- und Kinderkrankenpflegerin und arbeitet seit 12 Jahren als Praxismanagerin in einer chirurgisch-orthopädischen Praxis. In ihrer Rolle als Teamleiterin ist sie zudem für die Kassenabrechnung, das Qualitätsmanagement und den Datenschutz in der Praxis verantwortlich.

Quellen

1. https://www.aaron.ai.
2. https://about.doctolib.de/news/doctolib-ubernimmt-aaron-ai-und-erweitert-sein-angebot-um-einen-ki-basierten-telefonassistenten.
3. https://www.floy.com.
4. https://www.floy.com/patientinfo.
5. https://die-deutsche-wirtschaft.de/innovator-2024-floy.
6. https://planerio.de.
7. https://www.bmas.de/DE/Arbeit/Arbeitsrecht/Arbeitnehmerrechte/Arbeitszeitschutz/Fragen-und-Antworten/faq-arbeitszeiterfassung.html.
8. https://www.kmu.admin.ch/kmu/de/home/praktisches-wissen/personal/arbeitsrecht/arbeitszeit/arbeitszeiterfassung-pflicht-arbeitgeber.html.
9. https://planerio.de/wp-content/uploads/2020/08/Qualifikationsmanagement.png.
10. https://Tiplu – MOMO – Rightcoding und Erlössicherung für DRG & PEPP, https:/Momo® – softwaregestütztes Rightcoding für höhere MDK-Sicherheit „medconweb.de – Fachportal Medizincontrolling 202.
11. https://www.plattform-lernende-systeme.de/files/Downloads/Publikationen/Whitepaper_KI_fuer_bessere_Ablaeufe_in_Medizin_Pflege_Plattform_Lernende_Systeme_2024.pdf.
12. https://www.intonate.ch.
13. https://alpineai.swiss.
14. https://idana.com.
15. https://www.kbv.de/html/zukunftspraxis.php.
16. https://tomedo.de/wissenswertes/ki-arztsoftware.
17. https://tomedo.de/praxissoftware/abrechnung.
18. https://www.nuance.com/de-de/healthcare.html.
19. https://patient.airamed.de/de/willkommen_patient.
20. https://patient.airamed.de/de/blog-details-patient/98.
21. http://www.cyber-valley.de/de/news/cyber-valley-erweitert-mit-airamed-und-computomics-das-start-up-network.
22. https://www.who.int/news-room/fact-sheets/detail/dementia.
23. https://www.next-or.de.
24. https://ki-campus.org/podcasts/drmedki?locale=de #23 Die Welt der Start-Ups im Gesundheitswesen.
25. https://www.aicura-medical.com/platform.
26. https://www.kms.ag/magazin/eistik/kuenstliche-intelligenz-fuer-eine-bessere-patientenversorgung.
27. https://recaresolutions.com/aicura-kms-recare-entlassdatum-prognose.
28. https://www.ebi.ac.uk/services.
29. https://www.nzz.ch/wissenschaft/alphafold-hat-die-faltung-von-proteinen-berechenbar-gemacht-ld.1 664 721.
30. https://the-decoder.de/google-deepmind-stellt-alphafold-3-vor-ki-turbo-fuer-die-arzneimittelentwicklung.

7. KAPITEL

Leitfaden zur Bewertung und Einführung von KI-Systemen in Prozesse

KI-Anwendungen: Erfolg messen mit der KI-Anwendungs-Map

Täglich kommen neue KI-Anwendungen auf den Markt. Den meisten von uns fällt es dabei schwer, den Überblick zu behalten. Und wenn wir nicht aufpassen, haben wir in kurzer Zeit unzählige Test-Accounts sowie bezahlte Abos für KI-Anwendungen abgeschlossen. Während KI-Assistenten wie ChatGPT, SwissGPT oder Perplexity von vielen nahezu täglich genutzt werden und so auch nicht in Vergessenheit geraten, kommen andere KI-Anwendungen nur bei speziellen Fragestellungen zum Einsatz und laufen so Gefahr, vergessen zu werden. Parallel dazu stellen wir uns oft gar nicht die ehrliche Frage, ob wir das Tool bzw. die KI-Anwendung wirklich brauchen und ob es uns den gewünschten Nutzen im Verhältnis zu den Lizenzkosten bringt. Das folgende Kapitel bietet eine Grundlage, um genau diese Probleme zu lösen bzw. sich diesen Herausforderungen von Anfang an zu stellen.

Die KI-Anwendungs-Map zur Erfolgsmessung von KI-Anwendungen

Die KI-Anwendungs-Map löst zwei zentrale Herausforderungen:

1. Sie gibt einen Überblick über alle KI-Anwendungen eines Unternehmens

In der KI-Anwendungs-Map werden zunächst alle menschlichen Aufgaben, die durch eine KI-Anwendung ergänzt oder ersetzt werden sollen, aufgelistet. Anschließend werden diese Aufgaben mit den passenden KI-Anwendungen gemappt. Es folgen weitere detaillierte Beschreibungen, die vor allem für Anwendungen nützlich sind, die nicht täglich genutzt werden.

2. Die KI-Anwendungs-Map misst den Nutzen und die Effizienz der KI-Anwendungen

In der weiteren Detailansicht der KI-Anwendungs-Map tragen die Nutzerinnen und Nutzern der jeweiligen KI-Anwendung ein, wie oft sie die jeweilige Anwendung nutzen, wie stark der Automatisierungsgrad ist, wie hoch die Effizienzsteigerung ist und auch, wie zufrieden sie mit der Qualität des KI-Outputs sind. Die KI-Anwendungs-Map visualisiert diese Ergebnisse dann in Form von Charts und Graphen.

Arbeiten mit der KI-Anwendungs-Map

Vorbereitung

Bevor die KI-Anwendungs-Map dabei helfen kann, die Effizienz- und Qualitätssteigerung der einzelnen Anwendungen zu messen, sodass weiterführende Entscheidungen zum Einsatz von KI-Anwendungen getroffen werden können, muss die Vorlage der KI-Anwendungs-Map zunächst sorgfältig ausgefüllt werden.

1. Schritt: KI-Aufgaben beschreiben

Im ersten Tabellen-Sheet werden alle Aufgaben, die zunächst noch von Menschen erledigt werden, bald aber durch eine KI ergänzt werden sollen, aufgelistet. Diese Aufgaben werden dann den passenden KI-Anwendungen bzw. den ausgewählten KI-Tools zugeordnet. Das zugehörige Tabellen-Sheet heißt „Aufgaben-Übersicht". Hier wird ebenfalls festgehalten, wie wichtig die jeweilige Aufgabe für das Unternehmen oder das Team ist und wie häufig diese Aufgabe ausgeführt wird.

2. Schritt: KI-Anwendungen im Detail

Im zweiten Tabellen-Sheet „KI-Anwendungen im Detail" werden die einzelnen ausgewählten KI-Anwendungen mit ihren Funktionen detailliert beschrieben. So kann festgestellt werden, ob das Unternehmen bereits den vollen Funktionsumfang der KI-Tools ausschöpft oder ob es noch weitere Potenziale in der Nutzung der KI-Anwendung gibt.

3. Schritt: Effizienzmessung

Das dritte Tabellen-Sheet ist für viele der interessanteste Teil der ganzen KI-Anwendungs-Map. Hier wird die Effizienz gemessen. Zunächst wird eingetragen, wie oft die Anwendung genutzt wird, dann folgen Informationen zu Qualität der Ergebnisse, Produktivität und Automatisierungsgrad. Die Mitarbeitenden haben hier jeweils eine Skala von 1–5 zur Verfügung bzw. geben die Zeit in Minuten und Stunden an.

Zur visuellen Darstellung der Ergebnisse werden Charts und Grafiken erstellt.

4. Schritt: Weitere Tool-Informationen

Das letzte Sheet zu den „weiteren Tool-Infos" erfordert nochmal etwas Zeit beim Ausfüllen, ist aber gerade im Hinblick auf die Langfristigkeit sehr wichtig. Hier werden jegliche Informationen zur Nutzung, zu den Funktionen, zu den Datenschutzanforderungen, zu den Kosten und weiteren Fragen und Antworten zu den KI-Anwendungen bzw. KI-Tools ergänzt. Dieses Sheet ist vor allem für solche Anwendungen wichtig, die nicht täglich im Gebrauch sind, und es hilft auch Mitarbeitenden, die neu in ein Unternehmen kommen, sich in der bestehenden Tool-Landschaft besser zurechtzufinden.

Nutzung

Es ist wichtig zu verstehen, dass die KI-Anwendungs-Map keine statische Liste ist, sondern ein Tool, das sich ständig weiterentwickelt und ständig ergänzt und aktualisiert werden muss.

1. Kontinuierliche Aufgaben

Es muss sichergestellt werden, dass die KI-Anwendungs-Map stets auf dem aktuellen Stand ist. Kommen neue KI-Anwendungen hinzu, müssen diese sofort aufgelistet werden.

Werden KI-Anwendungen abgelöst oder gekündigt, muss dies auch in der KI-Anwendungs-Map festgehalten werden.

Darüber hinaus muss sichergestellt werden, dass auch die vorhandenen Informationen zu den KI-Anwendungen stets aktuell sind. In den meisten Fällen ändert sich der Funktionsumfang der einzelnen Anwendungen und dies muss ebenfalls festgehalten werden.

2. Monatliche Aufgaben

Ein wesentlicher Aspekt der KI-Anwendungs-Map ist die Messung der Effizienz und das Feststellen des Nutzens der jeweiligen KI-Anwendung. Dazu muss in erster Linie das Tabellen-Sheet 3 zur Effizienzmessung regelmäßig im Auge behalten werden. Sobald sich abzeichnet, dass einzelne Anwendungen gar nicht mehr oder nur noch sehr wenig im Gebrauch sind oder die Effizienz oder Ausgabe-Qualität der Anwendungen gesunken ist, muss dies hinterfragt werden. Sinkende Zahlen können zunächst ein Indiz dafür sein, dass die KI-Anwendungen falsch eingesetzt werden oder schlicht in Vergessenheit geraten sind. Falls sich an dieser Steas lle zeigt, dass einzelne Anwendungen wirklich nicht mehr benötigt werden, sollten sie gekündigt werden.

Mit der KI-Anwendungs-Map starten

Um mit der KI-Anwendungs-Map zu starten, können Sie über den folgenden

Download-Link die Excel-Vorlage der KI-Anwendungs-Map herunterladen. Die Excel-Datei ist vollständig editierbar und nicht schreibgeschützt.

Mit dem folgendem Link gelangen Sie zur KI-Anwendungsmap: https://www. sophiehundertmark.com/ki-anwendungen-erfolg-messen-mit-der-ai-anwendungs-map/ Für einen Gratis-Download nutzen Sie bitte den Code: „IchHabeDasBuchGelesen"

Weitere Hinweise zu KI-Anwendungen

Grundsätzlich empfehlen wir, nicht aktiv nach neuen Anwendungen zu suchen, sondern zunächst festzustellen, welche Bedürfnisse, Prozesse oder Aufgaben Ihr Unternehmen überhaupt hat. Dann gilt es herauszufinden, welche dieser Bedürfnisse durch KI unterstützt werden können. Unsere Empfehlung ist, daraufhin bei bestehenden Softwareverträgen bzw. – anbietern anzufragen, ob sie diese Anwendungen bereits selbst integriert haben. Die Mehrheit der traditionellen Softwareanbieter bietet mittlerweile ebenfalls Funktionen mit KI an, sodass nicht immer eine komplett neue Software angeschafft werden muss.

Strategien für eine erfolgreiche Implementierung

Die Implementierung von Generativer KI im Gesundheitswesen erfordert einen strukturierten Ansatz, der problemorientiert ist und die Technologie an zweiter Stelle setzt. Deloitte hat dazu einen Fahrplan erstellt, bei dem Unternehmen an verschiedenen Punkten starten und gleichzeitig Fortschritte machen können. Ziel ist es, KI ethisch und effizient in die Geschäftsprozesse einzubinden, strategische Partnerschaften zu fördern und langfristig Wettbewerbsvorteile zu erzielen.

Ein Fahrplan für Unternehmen zur Implementierung von Generativer KI im Gesundheitswesen

Gesundheitsorganisationen können eine Aktivierungsstrategie für Generative KI von verschiedenen Ausgangspunkten aus beginnen. Der Schlüssel liegt darin, die Herausforderung und das gewünschte Ergebnis neu zu überdenken und dabei einen problemorientierten Ansatz zu verfolgen, bei dem die Technologie erst an zweiter Stelle steht, anstatt umgekehrt.

Deloitte schlägt dazu einen fünfteiligen Ansatz zur Umsetzung von Generativer KI vor, der vertrauenswürdige KI™-Überlegungen in Ihrem Unternehmen einbezieht. Organisationen können in einem der fünf Bereiche beginnen und parallele Fortschritte verfolgen:

Teil 1: KI in Ihre Organisation einbinden

Teil 2: Eine betriebliche Grundlage für KI schaffen

Teil 3: Einen KI-Infrastrukturplan entwickeln

Teil 4: Experimente und Pilotprojekte initiieren

Teil 5: Produktionsreife Lösungen und Betriebssysteme entwickeln

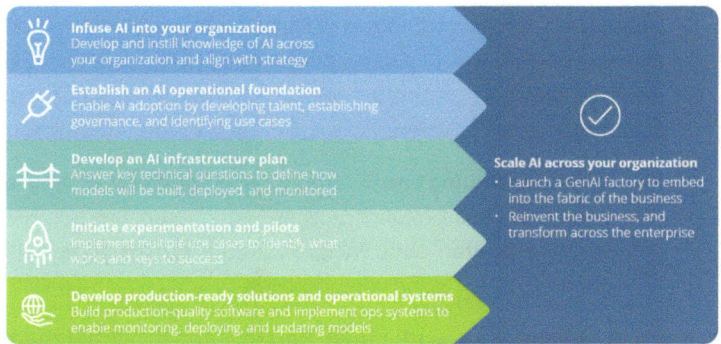

Abbildung 31: Schematische Darstellung der Einbindung Generativer KI in Unternehmen.

Teil 1: KI in Ihre Organisation einbinden

1. **Verständnis für KI entwickeln und mit der Geschäftsstrategie abstimmen:** Unternehmen sollten klare KI-Richtlinien entwickeln, menschliche Aufsicht berücksichtigen und KI-Initiativen in die Geschäftsstrategie integrieren, um Wettbewerbsvorteile zu erzielen.

2. **KI-Kompetenzen fördern und mit Expertinnen und Experten zusammenarbeiten:** Ein umfassendes Lernprogramm zu Generativer KI starten, das Workshops, Kurse und Seminare umfasst, und Kontakte zu KI-Expertinnen/Experten aus Beratung, Wissenschaft und Technologie knüpfen.

3. **Auswirkungen und organisatorische Hürden analysieren:** Die Auswirkungen von KI auf Geschäftsprozesse untersuchen, potenzielle Hürden identifizieren und Chancen durch strategische Kommunikation und Schulungen fördern.

4. **KI-Bildung im gesamten Unternehmen vorantreiben:** KI-Kompetenzen im Unternehmen durch Kommunikations- und Schulungsinitiativen fördern, um Chancen optimal zu nutzen.

Teil 2: Eine betriebliche Grundlage für KI schaffen

1. **Bewertung der Auswirkungen auf Arbeitsplätze:** Unternehmen müssen prüfen, wie KI Arbeitsplätze verändert, vor allem bei Routinetätigkeiten, und neue Chancen für sinnvollere Arbeit und Zusammenarbeit schaffen.

2. **KI in die Weiterbildung und Einarbeitung integrieren:** Generative KI in Lern- und Einarbeitungsprozesse integrieren, um den Mitarbeitenden zu helfen, neue Fähigkeiten zu erlernen und sich auf patientenzentrierte Rollen vorzubereiten.

3. **Agile Governance und einen Portfolioansatz annehmen:** KI-Strategien müssen flexibel und auf Zusammenarbeit über verschiedene Geschäftsbereiche hinweg ausgelegt sein, um Innovationsdurchbrüche zu ermöglichen.

4. **Talente aufbauen und Weiterbildung fördern:** KI-Initiativen müssen in bestehende Lernprozesse eingebettet werden, um das Bewusstsein zu schärfen und personalisierte Schulungsmaterialien anzubieten.

Teil 3: Einen KI-Infrastrukturplan entwickeln

1. **Dateninfrastruktur bewerten und verbessern:** Analysieren Sie die bestehende Dateninfrastruktur, um sicherzustellen, dass sie die KI-Ziele unterstützt. Dies umfasst Aspekte wie Datenqualität, Datenschutz, Skalierbarkeit und Integration. Basierend auf dieser Analyse sollten notwendige Investitionen zur Optimierung der Infrastruktur vorgenommen werden.

2. **Geeignete Basismodelle auswählen:** Wählen Sie Modelle, die den Geschäftsanforderungen entsprechen, und achten Sie dabei auf Modalitäten (Text, Bild, Video usw.), Datenquellen (öffentlich, lizenziert, synthetisch usw.) und die Art der benötigten Schulung (z. B. Feinabstimmung, Pre-Training).

3. **Entscheiden, ob man selbst entwickelt oder zukauft:** Überlegen Sie, ob eigene KI-Modelle entwickelt oder bereits vortrainierte Modelle genutzt werden sollen. Die Entscheidung sollte Faktoren wie Ressourcenzugang, Anpassungsbedarf und Kosteneffizienz berücksichtigen.

4. **Risiken durch böswilliges Verhalten minimieren und Datenschutz wahren:** Maßnahmen ergreifen, um bösartige Eingriffe zu verhindern und den Datenschutz zu gewährleisten. Dies beinhaltet den Schutz vor der unbefugten Offenlegung von Informationen und die Einhaltung strenger Datenschutzrichtlinien bei der Nutzung von KI-Modellen.

Teil 4: Experimente und Pilotprojekte initiieren

1. **Relevante Anwendungsfälle identifizieren:** Arbeiten Sie mit Expertinnen und Experten sowie Kundinnen und Kunden zusammen, um Bereiche in Ihrem Unternehmen zu identifizieren, in denen Generative KI einen erheblichen Mehrwert schaffen kann. Diese Anwendungsfälle könnten in bestehenden Produkten und Dienstleistungen oder in neuen Wachstumsbereichen liegen.

2. **Das richtige Team zusammenstellen:** Bauen Sie ein multidisziplinäres Team auf, das KI-Spezialisten, Datenwissenschaftler, Datenanalysten, Ingenieure und Geschäftsstrategen umfasst. Dieses Team stellt sicher, dass KI-Projekte mit den Unternehmenszielen übereinstimmen, und entwickelt neue Fähigkeiten zur langfristigen Modellwartung.

3. **Strategische Partnerschaften aufbauen:** Arbeiten Sie mit Systemintegratoren und Technologiepartnern zusammen, um zusätzliches Fachwissen und Ressourcen zu gewinnen. Diese Zusammenarbeit beschleunigt die Implementierung von KI-Technologien und verbessert die Ergebnisse.

4. **Pilotprojekte umsetzen:** Starten Sie kleine Pilotprojekte, um das Potenzial und die Wirksamkeit von Generativer KI in Ihrem Unternehmen zu bewerten. Diese Pilotprojekte liefern wertvolle Einblicke in betriebliche Anforderungen und identifizieren mögliche Herausforderungen bei der Skalierung.

Teil 5: Produktionsreife Lösungen und Betriebssysteme entwickeln

1. **Robuste und ethische Modelle entwickeln:** Wählen Sie geeignete Modellarchitekturen und Parameter, und trainieren oder optimieren Sie die Modelle auf der Grundlage spezifischer Geschäftsanforderungen. Testen Sie die Modelle in verschiedenen Szenarien, um sicherzustellen, dass sie genau, kostengünstig und unvoreingenommen sind.

2. **KI-Modelle in Geschäftsabläufe, Anwendungen oder Plattformen einbinden:** Entwickeln Sie eine End-to-End-Sicht auf die Technologie und Geschäftsprozesse Ihrer Organisation. Identifizieren Sie Anwendungsfälle zur Verbesserung von Arbeitsabläufen und Integrationspunkten für die menschliche Überwachung.

3. **Große Sprachmodell-Betriebsprozesse (LLMOps) etablieren:** Nutzen Sie spezialisierte Werkzeuge und Techniken, um die Bereitstellung, Überwachung und Skalierung von großen Sprachmodellen in Produktionsumgebungen zu steuern. Implementieren Sie Monitoring und Logging, um die Leistung und Nutzung der Modelle in Echtzeit zu verfolgen.

4. **Risikoanalysen durchführen:** Überprüfen Sie alle KI-Modelle in Ihrer Organisation auf potenzielle Risiken wie Verzerrungen, Betriebsfehler, Vertraulichkeit und ethische Bedenken. Implementieren Sie Richtlinien, um algorithmische Verzerrungen und KI-bezogene Risiken regelmäßig zu überprüfen.

Fazit

Die Implementierung von Generativer KI im Gesundheitswesen erfordert einen strukturierten und durchdachten Ansatz, der an den spezifischen Herausforderungen und Zielen der Organisation ansetzt. Unternehmen sollten sich auf die Entwicklung einer robusten Dateninfrastruktur konzentrieren, strategische Partnerschaften aufbauen und durch gezielte Experimente und Pilotprojekte erste Erfolge erzielen. Durch die Einbettung von KI in die Geschäftsstrategie und die Schulung von Mitarbeitenden in neuen Technologien können langfristige Wettbewerbsvorteile realisiert werden. Entscheidend ist dabei, ethische

Überlegungen und menschliche Aufsicht in den gesamten Prozess zu integrieren, um die Risiken zu minimieren und gleichzeitig das volle Potenzial der Technologie auszuschöpfen. So lässt sich nicht nur die Effizienz steigern, sondern auch die Innovation im Gesundheitswesen nachhaltig vorantreiben.

Quelle

https://www2.deloitte.com/us/en/pages/life-sciences-and-health-care/articles/generative-ai-in-healthcare.html.

Von Führungskraft zu Führungskraft – ein umfassender Ansatz für die KI-Integration?

Ein Gastbeitrag von Dr. Nina Reichert, Amgen

Dieses Kapitel bietet Ihnen einen tiefgreifenden Einblick in die Chancen und Herausforderungen, die die Integration von KI in forschende Pharmaunternehmen mit sich bringt. Erfahren Sie, wie Sie als Führungskraft eine Schlüsselrolle in diesem Prozess spielen, indem Sie neue Prozesse gestalten, Ihre Mitarbeitenden für die Zukunft rüsten und ethische Überlegungen berücksichtigen. Sie werden erkennen, wie essenziell es ist, eine Kultur des Verständnisses, der Offenheit und der kontinuierlichen Entwicklung zu fördern, um die vielversprechenden Potenziale von Generativer KI voll auszuschöpfen.

Ein Beispiel dafür, wie KI im Arbeitsalltag konkret angewendet werden kann, ist die Erstellung eines fundierten Beitrags mit Unterstützung von ChatGPT. Ein möglicher Prompt könnte folgendermaßen aussehen: „Erstelle einen Prompt für ChatGPT, der einen fundierten Beitrag zur Integration von Künstlicher Intelligenz (KI) in die Pharmaindustrie anfordert. Der Prompt sollte ChatGPT dazu auffordern, die vielfältigen Möglichkeiten von KI entlang der Wertschöpfungskette zu beschreiben. Zudem sollte der Beitrag die Rolle von Führungskräften in der Implementierung von KI thematisieren, mit einem Fokus auf die Förderung von Mitarbeitendenkompetenzen. Weiterhin soll der Beitrag die Phasen der KI-Nutzung, vom Ausprobieren bis zur strategischen Co-Intelligenz, erläutern. Zum Abschluss soll ChatGPT die ethischen Aspekte ansprechen und darlegen, warum der Mensch weiterhin im Mittelpunkt bleiben muss."

Ganz ähnlich könnte ein Prompt aussehen, den ich für die Erstellung dieses Beitrags nutzen könnte. Das Ergebnis: Innerhalb kürzester Zeit erhalte ich ein brauchbares Fundament, welches das Problem des weißen Papiers löst und mir meine Arbeit enorm erleichtern kann. Dieses Beispiel zeigt, wie Künstliche Intelligenz (KI) in nahezu allen Bereichen unseres Lebens Einzug hält – auch in Unternehmen. Einerseits eröffnet ihnen KI vielfältige Chancen, die Effizienz, Produktivität und Innovationsfähigkeit zu steigern, andererseits stellt die Implementierung von Generativer KI und anderen KI-Tools Führungskräfte vor große Herausforderungen. Und dabei ist klar: Zukunftserfolg verlangt einen strategischen, nachhaltigen KI-Einsatz.

Als Führungskraft haben Sie direkten Einfluss auf das Gelingen der Transformation: Sie navigieren Ihre Abteilungen und Teams durch den operativen Wandel und gestalten neue Prozesse. Außerdem fördern und unterstützen Sie Ihre Mitarbeitenden dabei, die nötigen Kompetenzen zu entwickeln. Doch wie sollten Sie als moderne Führungsperson konkret agieren, um die Potenziale optimal zu realisieren? **Zunächst gilt es, die umfassenden Möglichkeiten zu erkennen.**

Ungeahnte Chancen entlang der Wertschöpfungskette

Bei Amgen, wo ich als Führungskraft tätig bin, sowie in der gesamten Pharmabranche, sind KI-gesteuerte Initiativen bereits in vollem Gange – und das nicht nur punktuell. Von Forschung und Entwicklung über Herstellung und Produktion bis hin zu Logistik und Verwaltung: Diese Art der Technologie kann die Produktivität und Effizienz in nahezu allen Bereichen steigern, wie ich anhand der folgenden Beispiele zeigen möchte.

Die **Entwicklung** neuer Medikamente ist bisher äußerst zeit- und kostenintensiv. Das könnte sich jedoch durch die Nutzung von Generativer KI in der Forschung fundamental ändern. Amgen betrachtet die neuen Möglichkeiten als Gamechanger und investiert seit mehr als einem Jahrzehnt in den Aufbau von Forschungskapazitäten in der sogenannten Generativen Biologie. Dabei verfolgen wir zwei Ziele: Zum einen wollen wir die Biologie von Krankheiten, ihre Entstehung sowie das Fortschreiten besser verstehen. Zum anderen streben wir danach, vom traditionellen „Try and Error" zu gezieltem Modellieren und Entwerfen überzugehen, um neuartige Proteintherapeutika schneller und effizienter zu entwickeln (1). Spezifische Software wie Alphafold von DeepMind (2), die dreidimensionale Strukturen von Proteinen präzise formen kann, unterstützt dabei zunehmend. Diese zukunftsweisende Methode hat das Potenzial, die Forschung insgesamt enorm zu beschleunigen, die Entwicklung neuer Therapien effizienter zu gestalten und die Kosten zu senken.

Effizienzgewinne erwarten uns außerdem in **Produktion und Vertrieb.** Maschinelles Lernen und KI bringen das Rüstzeug mit, um die Vernetzung von Dateninfrastrukturen weiter zu optimieren und komplexe

Abläufe zu automatisieren. Von der effizienten Ausgestaltung der Produktions- und Lieferketten profitiert nicht nur der Betrieb, sondern auch die Umwelt. Beispiele dazu findet man in der optimierten Vernetzung von Dateninfrastrukturen zur Automatisierung komplexer Abläufe u. a. von Anbietern wie Amazon Web Services (3). Chancen durch KI, operative Abläufe zu optimieren, Kundeninteraktionen zu personalisieren und Markteinführungszeiten zu verkürzen, bieten sich daneben in denjenigen Bereichen von Unternehmen, die sich auf **Vermarktung und Verkauf** konzentrieren. Insbesondere die Analyse großer Datenmengen ermöglicht es, Kundinnen und Kunden automatisiert gezielter als bisher zu betreuen. Verbesserte Vorhersagemodelle erleichtern dabei Entscheidungsfindungen und können die Kundenzufriedenheit erhöhen.

Aus der Forschung in die Operative: Mitarbeitendenführung als Schlüssel von KI-Integration

Um von den vielfältigen Möglichkeiten der KI-Unterstützung zu profitieren, gilt es, die Integration von Generativer KI in den Arbeitsalltag voranzutreiben. Eine zentrale Herausforderung besteht darin, den Change-Prozess zu orchestrieren und die Mitarbeitenden darauf vorzubereiten. Das bedeutet, dass Sie als Führungskraft sicherstellen müssen, dass Ihr Team nicht nur die nötigen technischen Fähigkeiten erwirbt, sondern die Veränderungen auch nachvollziehen kann, akzeptiert und annimmt. Mit anderen Worten: Kompetenzen stärken und eine klare Strategie kommunizieren. Schaffen Sie ein positives Umfeld und nehmen Sie die Mitarbeitenden mit auf eine Reise, von der letztlich alle in der Organisation profitieren können.

Die Grundlage: Eine klare Vision, geteilte Strategie und starke Governance

Der Erfolg der KI-Integration beginnt mit einer klar definierten Vision des Unternehmens. Es ist entscheidend, dass Führungskräfte diese Vision und die zugrundeliegende Strategie offen mit ihren Mitarbeitenden teilen und als Vorbilder agieren. Indem sie verdeutlichen, **warum** die Einführung von KI notwendig ist, **was** damit erreicht werden soll und **wie** der Prozess gestaltet wird, schaffen sie Transparenz und Verständnis. Ebenso wichtig ist eine solide **Governance,** die von Anfang an klare Richtlinien, sogenannte Leitplanken, etabliert und sichere

Handlungsräume definiert. Sie sorgt dafür, dass Mitarbeitende wissen, in welchen Grenzen sie agieren können und was von ihnen erwartet wird. Vor allem zu Beginn in der explorativen/spielerischen Phase der Implementation ist dies essenziell, u. a. um „AI Shadow Use" zu verhindern und Innovation zu fördern. Durch das Setzen klarer Ziele und Erwartungen in den Führungsebenen werden alle Beteiligten auf ein gemeinsames Ziel ausgerichtet. Vision und Governance bilden somit die zentrale Grundlage für das Gelingen der Transformation.

Phasen der KI-Nutzung: Vom Ausprobieren zur strategischen Co-Intelligenz.

Für die Beispiele, die ich nenne, setzte ich voraus, dass die KI-Werkzeuge, entsprechende technische KI-Kompetenz, Dateninfrastruktur und Pilotprojekte schon im Unternehmen vorhanden sind und wir uns bereits in einer ersten Skalierungsphase befinden. Im Wesentlichen ist es jedoch so, dass die Einführung von KI in den Arbeitsalltag oft in verschiedenen Phasen verläuft.

Erste Phase: Exploration und Pilotierung

Zunächst erkunden Teams spielerisch die Möglichkeiten, indem sie einfache Aufgaben mit der KI angehen, wie zum Beispiel E-Mails verfassen oder Texte korrigieren. Diese Anfangsphase dient dazu, das Potenzial der Technologie kennenzulernen und später Routinearbeiten zu erleichtern.

Zweite Phase: Strategische Integration

Im Anschluss sollte ein Schritt folgen, der sich auf den strategischen Einsatz von KI konzentriert. Jetzt geht es darum, die Fähigkeiten und Grenzen der Technologie zu verstehen und sie gezielt einzusetzen, um komplexe Probleme zu lösen und neue Denkweisen zu fördern. Dazu gehört ebenso, präziser prompten zu erlernen, Meta-Prompts zu formulieren (wie das Eingangsbeispiel) und sich selbst von der KI inspirieren zu lassen. So wird KI im Laufe der Transformation zu einem Partner, einer Co-Intelligenz, die hilft, zu reflektieren, strategische Entscheidungen zu treffen und letztlich Freiräume zu schaffen, um Innovationen voranzutreiben.

Es ist entscheidend, diesen Übergang bewusst und schrittweise zu gestalten. Während in der ersten Phase die Automatisierung einfacher Aufgaben im Fokus steht, sollten in der nächsten Phase tiefgreifende und strategische Themen adressiert werden. Details dazu finden sich unter anderem bei den KI-Vordenkern Andrew Ng (4) und Kai-Fu Lee (5).

Vier Erfolgsfaktoren für die Führung von Mitarbeitenden bei der Einführung von KI

Um diese Ziele zu erreichen und die zum Teil fundamentalen Veränderungen erfolgreich umzusetzen, benötigen Sie als Führungskraft ein umfassendes Programm zur Mitarbeitendenbeteiligung und zum Change-Management. Dieses basiert auf vier Erfolgsfaktoren:

1. Zuhören und Mitarbeitende verstehen

Communcation is Key! Tauschen Sie sich regelmäßig mit Ihren Mitarbeitenden aus, um deren Erwartungen und allgemeine Einstellungen gegenüber KI-Technologien zu erfassen. Diese Informationen sind entscheidend, um Bedenken zu adressieren und ein inklusives Umfeld für den Wandel zu schaffen. Auch anonymisierte Umfragen können ein nützliches Instrument sein, um Barrieren frühzeitig erkennen und adressieren zu können.

2. Botschafterinnen und Botschafter ernennen

Um Akzeptanz zu schaffen und Austausch auch zwischen den verschiedenen Abteilungen Ihres Unternehmens zu fördern, braucht es Schlüsselpersonen, die vorangehen. Bilden Sie Teams aus Führungskräften sowie Kolleginnen und Kollegen, die KI als Botschafter promoten. Entsprechend den Leitlinien im Change-Management sollten insbesondere Early Adopters und technikaffine Enthusiasten einbezogen werden. Sie spielen eine wesentliche Rolle dabei, die Vorteile von KI zu kommunizieren, Ängste zu zerstreuen und Teams für den Veränderungsprozess zu gewinnen.

3. Führungskräfte zu Vorbildern machen

Die Potenziale von KI-Tools zu erkennen und deren Integration einzuleiten, ist als Führungskraft künftig eine Ihrer Kernaufgaben. Gezielte

Schulungen durch Expertinnen und Experten sind ein sinnvolles Mittel, um Sie und Ihr Team darauf vorzubereiten. Gleichzeitig empfehle ich die individuelle Weiterbildung: Informieren Sie sich zu den Möglichkeiten und sammeln Sie Erfahrungen mit Anwendungen wie ChatGPT. Gehen Sie als Vorbild voran und lassen Sie Ihr Team an den gewonnenen Erkenntnissen teilhaben, um zu inspirieren und zu ersten eigenen Gehversuchen mit KI zu motivieren. Versuchen Sie, Beispiele zu finden, mit denen Ihr Team etwas anfangen kann – die einfach sind und dazu einladen, mehr auszuprobieren.

4. Dynamisches Lernen fördern

Schaffen Sie Räume für Dialog, denn dadurch bleibt das Interesse an KI lebendig. Organisieren Sie Vorträge oder interaktive Veranstaltungen zum Thema und laden Sie interne sowie externe Expertinnen und Experten ein. Initiieren Sie Diskussionsforen, in denen sich Mitarbeitende zu Tipps und Erfahrungen austauschen können. Fördern Sie eine Kultur des Lernens und der Zusammenarbeit, zum Beispiel durch niederschwellige „Workhacks" oder „AI Summerschools" mit TED-Talk-Formaten.

Maßnahmen wie diese stärken die technischen Fähigkeiten und die dafür nötigen Kompetenzen innerhalb des Unternehmens und fördern zudem eine innovationsfreundliche Unternehmenskultur. So befähigen Sie Ihre Mitarbeitenden nicht nur zur Nutzung von KI, sondern binden sie auch aktiv in den Transformationsprozess ein. Eines ist dabei stets zu betonen – nicht zuletzt gegenüber dem Team: KI-Werkzeuge ersetzen nicht die menschliche Expertise, sondern ergänzen sie nur.

Die Balance zwischen Mensch und Technologie

Im Cockpit bleiben Ihre Mitarbeitenden am Steuer, während KI-Tools als Co-Piloten assistieren. Dieses Sinnbild unterstreicht die zentrale Rolle unserer menschlichen Intuition, Erfahrung und letztlich unserer Entscheidungskraft im Zusammenspiel mit der analytischen, algorithmisch gesteuerten Verarbeitungskapazität von KI-Tools. Es zeigt, dass die endgültige Entscheidung und strategische Ausrichtung in unseren Händen liegen – bei den Führungs- und Fachkräften sowie Expertinnen und Experten. Nur so wird die KI zu einer echten Co-Intelligenz, die unsere strategischen und kreativen Kompetenzen erweitert. Dazu empfehle ich unter anderem die Arbeit von Prof. Ethan Mollick zum Thema Co-Intelligence (6).

Ethische Überlegungen zur KI-Integration

Bei allen Chancen, die KI für Unternehmen bietet, ist es unerlässlich, die Limitationen und Einschränkungen adäquat zu betrachten. Bei der Implementierung von KI-Technologien in Unternehmen, insbesondere in sensiblen Bereichen der medizinischen Forschung und Entwicklung, dürfen ethische und moralische Aspekte nicht unberücksichtigt bleiben. Nur ein verantwortungsbewusster Einsatz von KI dient dem Wohl der Gesellschaft und des Unternehmens und schafft bei den Mitarbeitenden Vertrauen. Drei Aspekte sind dabei von zentraler Bedeutung und sollten unbedingt im Rahmen von Schulungsprogrammen thematisiert werden:

1. Datenschutz und Datensicherheit

Ob personenbezogene Daten oder Betriebsgeheimnisse des Unternehmens (Intellectual Property) – wer KI-Tools privat oder beruflich nutzt, muss Datenschutz und Datensicherheit mitdenken. Der Schutz sensibler Informationen – in meiner Branche zum Beispiel Patientendaten aus klinischen Studien – hat höchste

Priorität. Das gilt sowohl für die sicherheitsbewusste Aufbewahrung als auch für die ethisch und rechtlich korrekte Verarbeitung. Jeder in Ihrem Team, der KI-unterstützt arbeitet, sollte dafür ein Bewusstsein haben – oder durch Recherche oder Schulungen entwickeln, das sollten Sie als Führungskraft ermöglichen. Ein Beispiel dafür: Überlegen Sie sich bei der Nutzung von offenen GPT-Systemen genau, welchen Input Sie beim Prompten geben, da diese Informationen als Trainingsdaten abfließen könnten. Beschränken Sie sich also am besten auf öffentlich zugängliche Daten. Sensible personenbezogene Informationen und Unternehmensdaten dagegen sollten nie Teil Ihrer Prompts sein. Um dies zu vermeiden, sollten Sie auf Enterprise-KI-Systeme zurückgreifen, die speziell für Unternehmen entwickelt wurden und strenge Datenschutz- und Sicherheitsvorkehrungen bieten, oder eine entsprechende Governance etablieren, um die sichere Nutzung offener KI-Modelle zu gewährleisten.

2. Bias und Fairness

KI-Systeme können Vorurteile reproduzieren, die in ihren Trainingsdaten enthalten sind. Auch an dieser Stelle ist ein Bewusstsein der
Nutzerinnen und Nutzer gefragt: Um Fairness und Gerechtigkeit in
der Forschung und bei der Anwendung von KI zu gewährleisten, ist
es entscheidend, diese Biases zu erkennen, zu adressieren und zu
minimieren. Es bedarf sensibilisierter Führungskräfte und Teams, in
denen eine diverse und inklusive Perspektive gefördert wird, sowie
eine genaue Prüfung von KI-Systemen vor ihrer Implementierung.

3. Transparenz und Nachvollziehbarkeit

KI kann halluzinieren, das heißt Antworten geben, die objektiv falsch
sind. Als Führungskraft sollten Sie sicherstellen, dass Ihr Team sich
nicht uneingeschränkt auf entsprechende Tools verlässt. Prüfen Sie
Quellen und Verweise und nutzen Sie die generierten Inhalte nur, wenn
die Ergebnisse aus KI-Systemen transparent sowie nachvollziehbar
(referenzierbar) sind und Ihren ethischen Unternehmensstandards
entsprechen – und geben Sie dieses Mindset an Ihre Mitarbeitenden
weiter.

Die Balance zwischen Mensch und Technologie

Abschließend lässt sich feststellen, dass der Einsatz von KI nicht dazu
führen sollte, dass wir unsere aktive Rolle oder Verantwortung verlieren.
Wenn wir uns zu sehr auf die Technologie verlassen, könnten Innova-
tionskraft und Urteilsvermögen leiden. KI sollte stets unser Denken
erweitern, nicht ersetzen. Durch einen bewussten und reflektierten
Einsatz stärken wir sowohl die Ergebnisse als auch die Kompetenzen
von uns selbst und unseren Mitarbeitenden. Das Konzept der „Human
Centered AI" (HCAI), wie es zum Beispiel von McKinsey beschrieben
wird, zielt genau darauf ab: KI soll eine positive und nachhaltige
Integration in die Arbeitswelt ermöglichen, indem sie menschliche
Fähigkeiten ergänzt und gleichzeitig ethische Werte und das Potenzial
der Technologie berücksichtigt (7). So bleibt der Mensch im Mittelpunkt
und die KI wird zum neuen wertvollen Partner.

Persönliches Fazit

Von der Optimierung der Forschungsqualität über verbesserte wissenschaftliche Vorhersagen bis hin zu effizienterer Logistik – die Vorteile von KI-Tools entlang der Wertschöpfungskette sind vielfältig. Um die Potenziale innerhalb von Unternehmen zu realisieren, ist es entscheidend, dass Sie als Führungskraft Ihre Mitarbeitenden abholen und mitnehmen. Ihre wichtigsten Mittel: abgestimmte Kommunikation, gezielte Weiterbildung und die Etablierung eines Miteinanders, das Innovation fördert. Stehen Sie der Technologie als Team offen gegenüber, verlieren Sie dabei aber nie Ihren kritischen Blick.

Anmerkung: Die in diesem Artikel geäußerten Ansichten sind meine eigenen und spiegeln nicht notwendigerweise die Position meines Arbeitgebers wider.

Über die Autorin

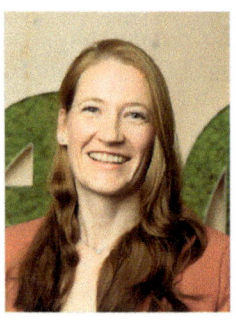

Dr. Nina Reichert, Senior Medical Director bei Amgen Switzerland AG, ist eine leidenschaftliche Naturwissenschaftlerin mit langjähriger Erfahrung in der Biotech- und Pharmabranche in der Schweiz. Sie hat an der Philipps-Universität in Marburg (DEU) Diplom-Biologie studiert und an der Julius-Maximilians-Universität in Würzburg (DEU) in der Physiologischen Chemie im Bereich Onkologie promoviert. Im Anschluss war sie im Bereich Epigenetik am Friedrich Miescher Institute for Biomedical Research in Basel (CHE) tätig. Zusätzlich erwarb sie ein Diplom of Advanced Studies in Pharmaceutical Medicine im European Center of Pharmaceutical Medicine (ECPM) an der Universität Basel (CHE). Frau Reichert ist spezialisiert auf klinische Studien und verfügt über fundiertes Fachwissen in verschiedenen therapeutischen Bereichen wie Kardiologie, Virologie und Knochengesundheit. Ihre zukunftsorientierte Sichtweise und kontinuierliche Lernbereitschaft, gepaart mit ihrer Expertise in neuen Arbeitsweisen, tragen zu ihrer Vision einer neuen Art der medizinischen Versorgung bei, von der Entwicklung von Medikamenten bis hin zu deren Anwendung an Patientinnen und Patienten.

Quellen:

1. https://www.amgen.ch/stories/2024/02/how-ai-and-life-sciences-research-are-revolutionizing-protein-drugdevelopment (2024).

2. https://deepmind.google/technologies/alphafold.

3. https://aws.amazon.com/industrial/production-and-asset-optimization.

4. Ng, A. (2018). AI Transformation Playbook: How to Lead Your Company into the AI Era. Available at: Landing AI (https://landing.ai/wp-content/uploads/2020/05/LandingAI_Transformation_Playbook_11–19.pdf).

5. Lee, K. F. (2018). AI Superpowers: China, Silicon Valley, and the New World Order. Houghton Mifflin Harcourt.

6. Mollick, E. (2024). Co-Intelligence: Living and Working with AI. Penguin.

7. https://www.mckinsey.com/capabilities/people-and-organizational-performance/our-insights/human-centered-ai-the-power-of-putting-people-first (2023).

8. KAPITEL

Alltag neu gedacht: Wie Generative KI aus einer traditionellen Praxis eine smarte Praxis macht

*Stellen wir uns eine Gesundheitsorganisation vor, in der jeder Mitarbei-
tende die Möglichkeiten von Generativer KI vollumfänglich ausnutzt
und nahezu jeden Arbeitsablauf mit Unterstützung von Generativer KI
durchführt. Wie sähe das aus?*

*Das folgende Kapitel gibt Antworten auf diese Frage. Dabei werden Schritt
für Schritt die einzelnen Aufgabenbereiche einer Gesundheitsorganisation
beleuchtet und der zukünftige Einsatz von Generativer KI aufgezeigt.*

Passend zum Titel dieses Kapitels haben wir als Autorinnen selbst hier
auch vielmals die Generative KI-Technologie SwissGPT zur Erstellung der
Inhalte dieses Kapitels verwendet. Dabei wurde zunächst ein sogenann-
ter Masterprompt erstellt, der als übergeordnete „Regel" für SwissGPT
diente. In diesem Masterprompt wurde definiert, dass die Generative KI
nun in die Rolle eines Buchautors für die Gesundheitsbranche schlüpfen
soll und zudem wurde die Zielgruppe des Buches grob skizziert.

Anschließend wurden für alle Unterkapitel Folgeprompts erstellt.
Diese Folgepromts unterscheiden sich nicht nur in den allgemeinen
Anweisungen, sondern auch in der Art ihrer Aufgabe.

Für den ersten Abschnitt dieses Kapitels hat SwissGPT hauptsächlich
Ideen und einen roten Faden geliefert. Bei den mittleren Abschnitten
haben wir der Generative KI bereits sehr genaue Inhaltsvorstellungen
vorgegeben und das KI-System hat aus einer Vielzahl von Stichpunkten
und Ideen Fließtexte erstellt. Für den letzten Abschnitt wurde SwissGPT
zunächst zur Recherche eingesetzt und diente anschließend auch als
intelligenter Schreibassistent. Selbstverständlich wurde jede Ausgabe
der Generativen KI von uns geprüft, inhaltlich ergänzt und in die eigene
Tonalität gebracht. Vereinzelt wurden ganze Texte, die die KI-Technologie SwissGPT erstellt hatte, gelöscht, da diese nicht unserer Meinung
entsprachen. In anderen Fällen wurden zusätzliche Absätze von uns
komplett neu geschrieben.

Als Leser werden Sie feststellen, dass viele Arbeitsprozesse bereits
durch bekannte KI-Technologien wie SwissGPT oder ChatGPT erleichtert werden können. Für andere Prozesse wiederum sind spezifischere
Lösungen erforderlich, die ebenfalls auf den folgenden Seiten erläutert
werden.

Dem KI-System SwissGPT wurde zu Beginn folgender „Masterprompt" vorgegeben

Masterprompt:

„Du bist Leiter einer Arztpraxis in der Schweiz und möchtest den Innovationspreis 2025 gewinnen. Der Hauptfokus dieses Preises liegt darin, Arztpraxen zu finden, die in nahezu allen Prozessen Generative KI einsetzen. Dabei geht es der Jury weniger um klassische medizinische Prozesse, sondern vor allem auch um alle anderen Prozesse, wie Marketing, Mitarbeitendenentwicklung und Administration. Im Folgenden wirst du der Arztpraxis Empfehlungen geben, wie sie Generative KI in den gefragten Abteilungen bzw. Einsatzbereichen einsetzen kann. Du empfiehlst dabei, wenn nötig, auch passende Generative KI-Tools, gibst Prompts vor und versuchst den Menschen so gut es geht durch Generative KI zu ersetzen. Du darfst dabei auch ein bisschen in die Zukunft schauen und Möglichkeiten aufzeigen, die heute vielleicht noch nicht zu 100 % umsetzbar sind. Du berücksichtigst weder die effektiven Kosten noch das Kosten-Nutzen-Verhältnis der vorgeschlagenen Anwendungen. Du fokussierst dich rein darauf, so viel Generative KI wie möglich anzuwenden. Deine Tonalität ist eher einfach, ohne viele Fachbegriffe und mit wenig gesundheitsspezifischen Ausdrücken."

Erklärung zum Prompt:

Künstliche Intelligenz-Anwendungen wie ChatGPT oder SwissGPT entfalten ihr volles Potenzial erst dann, wenn die Aufgabenstellung so präzise wie möglich formuliert wird. Häufig beginnt dieser Prozess mit einer klaren Rollenbeschreibung. Hinweise wie „Du sollst einen Preis gewinnen" führen in vielen Fällen zu verbesserten Ergebnissen. Für den vorliegenden Prompt wurden gezielt Techniken des Storytellings angewendet. Dies ist insbesondere dann sinnvoll, wenn KI-Assistenten nicht nur Fakten vermitteln, sondern auch Visionen oder Zukunftsszenarien entwickeln sollen.

Im Anschluss an den hier definierten Masterprompt folgten weitere Prompts, wie die folgenden:

- „Gib mir 5 Beispiele, wie Generative KI eine Gesundheitsorganisation bei der Erstellung von Bildern unterstützen kann."
- Setze die folgenden Stichpunkte in einen Fließtext um, der für das neue Buch „Generative KI in der Gesundheitsbranche" verwendet werden kann. Achte dabei auf die vorgegebene Tonalität und schreibe auf keinen Fall mehr als eine Seite."
- „Recherchiere Inhalte für das Kapitel „Generative KI im HR", gib dabei die Quellen an und beziehe dich nur auf Quellen ab dem Jahr 2023."

Generative KI im Marketing und in der externen Kommunikation

Gesundheitsorganisationen sind zunehmend gefordert, ein gutes, zielgruppengerechtes und personalisiertes Marketing zu betreiben. Dieses Marketing richtet sich nicht nur an die Patientinnen und Patienten, gemeint ist hier auch Mitarbeitenden-Marketing (Employer-Branding) und Marketing bzw. Kommunikation im Hinblick auf externe Partnerinnen und Partner. Generative KI spielt in diesem Zusammenhang eine wichtige Rolle und wird die Arbeit der Kommunikationsabteilungen deutlich prägen.

Zunächst ist an dieser Stelle zu erwähnen, dass der Bereich der Kommunikation einer der wenigen Bereiche innerhalb einer Gesundheitsorganisation ist, der weniger von Regularien und anderen Datenschutzrichtlinien geprägt ist. Dies ist gerade im Hinblick auf die Nutzung von Generativer KI ein deutlicher Vorteil. Gesundheitsorganisationen sind im Hinblick auf „Experimente" mit Generativer KI deutlich freier, wenn es um den Einsatz im Marketing geht, während der Einsatz für Zwecke, die direkte Auswirkungen auf Patientinnen und Patienten haben könnten, deutlich kritischer betrachtet wird. Und dennoch muss der Einsatz von Generativer KI auch im Marketing sorgfältig überlegt und geplant werden. Auf den nächsten Seiten finden Sie einige klassische Aufgaben von Marketing-Mitarbeitenden und lernen, wie diese Prozesse in der Zukunft durch Generative KI ergänzt werden.

Generative KI für Zielgruppenrecherchen

Marketing beginnt meistens bei der Zielgruppenrecherche. Nur wenn wir wissen, wer unsere Zielgruppe ist, wie sie sich verhält, über welche Medien sie kommuniziert und für welche Themen sie sich interessiert, können wir gezieltes Marketing betreiben.

Was wir bislang eher aus der Retail-Branche kennen, wird nun auch in der Gesundheitsbranche immer wichtiger – die Identifizierung und Ansprache spezifischer Zielgruppen. Generative Künstliche Intelligenz wird dabei eine wichtige Rolle spielen, da sie nicht nur das Potenzial hat, die Effizienz zu steigern, sondern auch die Art und Weise beeinflusst, wie Gesundheitsorganisationen ihre Dienstleistungen vermarkten. Dies wirkt sich wiederum auf den Wettbewerb und die Marktposition aus.

Generative KI ist in der Lage, umfangreiche Datenmengen zu analysieren und Muster zu erkennen, die für menschliche Analysten nicht offensichtlich sind. Im Kontext der Zielgruppenrecherche bedeutet dies, dass Generative KI genutzt wird, um demografische Daten, Patientenverhaltensmuster, Präferenzen und sogar soziale Determinanten der Gesundheit zu untersuchen.

Generative KI spielt dann eine entscheidende Rolle, wenn es um die Vorhersage von Patientenbedürfnissen und – verhaltensweisen geht. Durch das Training mit historischen Daten kann die Generative KI Vorhersagemodelle entwickeln, die zukünftige Trends und Bedürfnisse voraussehen. Beispielsweise kann eine KI analysieren, wie sich bestimmte Gesundheitsbedingungen in verschiedenen demografischen Gruppen entwickeln und welche Kommunikationskanäle und Botschaften am effektivsten sind, um diese Gruppen zu erreichen.

Die Nutzung dieser fortschrittlichen Technologien ermöglicht es Gesundheitsorganisationen, personalisierte Marketingstrategien zu entwickeln, die nicht nur resonanter und effektiver sind, sondern auch die Patientenbindung und – zufriedenheit verbessern. Durch die präzise Ansprache und das Verständnis der spezifischen Bedürfnisse jeder Zielgruppe kann die Marketingeffizienz erheblich gesteigert werden.

Trotz dieser neuen Möglichkeiten der Generativen KI bleibt die menschliche Intuition und Expertise auch hier nicht außen vor und wird auch in den Gesundheitsorganisationen der Zukunft nicht gänzlich wegzudenken sein. Die Interpretation und Anwendung der von Generativer KI generierten Einsichten erfordern ein tiefes Verständnis der gesundheitsbezogenen Nuancen, die oft kulturell und emotional geprägt sind. Menschen müssen die von der KI vorgeschlagenen Strategien bewerten und entscheiden, ob sie ethisch vertretbar und in der Praxis umsetzbar sind.

Darüber hinaus ist menschlicher Kontakt notwendig, um die Beziehung zu den Zielgruppen zu pflegen und Vertrauen aufzubauen. In Bereichen, in denen Empathie und persönliche Interaktion gefordert sind, wird die Generative KI die menschliche Präsenz auch in nächster Zukunft nicht ersetzen können. Hier ist die menschliche

Arbeit gefragt, um die Ergebnisse der Generativen KI zu verfeinern und zu personalisieren und um sicherzustellen, dass die kommunizierten Botschaften authentisch und sensibel sind. Gerade im Marketing erleben wir immer wieder den Erfolg von „Mund-zu-Mund-Propaganda". Diese funktioniert sogar am besten, wenn Menschen echte Empfehlungen gegenüber Freunden aussprechen. Der Mensch wird also auch in diesem Bereich weiterhin eine bedeutende Rolle spielen und seine kognitiven Denkprozesse werden durch Generative KI lediglich skaliert.

Zusammenfassend lässt sich für die Zukunft der Zielgruppenrecherche mit Blick auf die Generative KI Folgendes festhalten: Der Einsatz neuartiger Technologien in diesem Feld bietet enorme Möglichkeiten, die Effizienz zu steigern und maßgeschneiderte Marketingstrategien zu entwickeln. Dennoch ist es entscheidend, dass diese Technologien als Ergänzung zur menschlichen Expertise gesehen werden, nicht als deren Ersatz. Die erfolgreiche Integration von Generativer KI erfordert eine sorgfältige Abwägung der Stärken beider Seiten – der analytischen Fähigkeiten der KI und des kritischen Denkens und der ethischen Überlegungen des Menschen.

In der Zukunft werden Gesundheitsorganisationen nicht nur ihre Effizienz verbessern, sondern auch eine tiefere und bedeutungsvollere Verbindung zu ihren Patientinnen und Patienten und der Bevölkerung aufbauen können.

Erste Gesundheitsorganisationen haben damit sogar bereits begonnen. Es ist nur noch eine Frage der Zeit, bis dieser Trend auch auf andere Organisationen übergreift und Generative KI-Analysen zum neuen Standard werden.

Für alle, die einen ersten Versuch in Richtung Zielgruppenrecherche mit Generativer KI wagen wollen, hier ein einfacher, aber effektiver Prompt für Generative KI-Technologien, wie ChatGPT, Gemini oder SwissGPT:

> „Du bist eine Marketingstrategin und wirst gebeten, psychografische Insights über [Zielgruppe] zu entwickeln. Du gräbst tief und findest überraschende Erkenntnisse darüber, wie die Zielgruppe denkt, fühlt und konsumiert."

Generative KI für die allgemeine Erstellung von Inhalten

Sobald die zukünftige Gesundheitsorganisation die Zielgruppe mit Hilfe von Generativer KI definiert hat, geht es um die Erstellung des Inhalts bzw. der Marketinginhalte. Das Marketingteam kennt nun die Interessen der Zielgruppen und nutzt im nächsten Schritt die Generative KI zur Erstellung von Inhalten. Diese Inhalte dienen nicht nur der Informationsvermittlung, sondern auch der Patientenbindung und Markenbildung.

Generative KI hat schon heute das Potenzial, qualitativ hochwertige Inhalte effizient zu generieren, die speziell auf die Bedürfnisse und Präferenzen der Zielgruppen zugeschnitten sind. Dabei spielt es keine Rolle, ob es sich bei dem Inhalt um Texte, Bilder und sogar multimediale Inhalte handelt. In Zukunft werden diese Fähigkeiten der Generativen KI eine immer wichtigere Rolle spielen und gleichzeitig bleibt es wichtig, die richtige Balance zwischen von Generativer KI und von Menschen erstellten Inhalten zu finden.

Im Folgenden einige konkrete Anwendungsbeispiele, wie Generative KI die Content-Erstellung innerhalb einer Gesundheitsorganisation verändert.

Generative KI für Social-Media-Beiträge

Generative KI kann verwendet werden, um ansprechende und informative Beiträge für Social-Media-Plattformen wie Facebook, Instagram oder Twitter zu erstellen. Diese Beiträge können auf aktuelle Gesundheitsthemen eingehen oder Gesundheitstipps bieten, die auf die Interessen spezifischer Zielgruppen abgestimmt sind. Marketer werden in Zukunft lediglich noch den Kern oder das Ziel ihrer Botschaft formulieren und die Generative KI generiert daraufhin den passenden Content. Diese Inhalte werden dann natürlich für unterschiedliche Medien und Zielgruppen gleichermaßen aufbereitet. Dabei kennt die Generative KI sowohl die Bedürfnisse der verschiedenen Zielgruppen und kann passend darauf reagieren als auch die „Spielregeln" der einzelnen Social-Media-Plattformen und berücksichtigt diese ebenfalls in angemessener Form.

Beides wirkt sich positiv auf die Effizienz des Marketing-Teams aus und auf die Qualität der personalisierten Marketingbotschaften.

Letztlich ist fraglich, wann die Generative KI wirklich so gut sein wird, dass der Content selbstständig und ohne Prüfung veröffentlicht werden kann. Um Reputationsschäden zu vermeiden, wird die Gesundheitsorganisation der Zukunft auch weiterhin Menschen brauchen, die die Inhalte der Generativen KI vor der Veröffentlichung kritisch prüfen und verbessern.

Generative KI für Newsletter-Texte

Für regelmäßige Updates und Nachrichten kann Generative KI eingesetzt werden, um Newsletter-Texte zu verfassen, die auf die neuesten Entwicklungen in der Gesundheitsbranche hinweisen sowie Patientinnen und Patienten über relevante Dienstleistungen informieren.

Grundsätzlich ist der Mechanismus für Newsletter ähnlich wie bei der Generierung von Social-Media-Posts. Marketing-Mitarbeitende steigern ihre Effizienz und Qualität, indem sie der Generativen KI genaue Zielvorgaben für die geplanten Newsletter geben. Die Generative KI erstellt dann verschiedene Newsletter-Texte für unterschiedliche Zielgruppen. Am Ende wird auch in der Gesundheitsorganisation der Zukunft ein Mensch die Arbeit der Generativen KI überprüfen und gegebenenfalls verbessern. Durch diese Verbesserungen lernt die Generative KI wieder dazu und wird dadurch kontinuierlich verbessert.

Generative KI für Bilder in Stellenanzeigen und Inseraten

KI-generierte Bilder können dazu dienen, Stellenanzeigen und Inserate in der Gesundheitsbranche visuell ansprechend zu gestalten. Diese Bilder können die Arbeitsumgebung darstellen oder Aspekte der Unternehmenskultur hervorheben, die potenzielle Bewerberinnen und Bewerber anziehen oder beispielsweise fiktive Patientinnen und Patienten darstellen. Auch die Gesundheitsorganisation der Zukunft wird zunächst unter Fachkräftemangel leiden. Umso wichtiger sind daher wirkungsvolle Stellenausschreibungen mit passenden Bildern, die unterschiedliche potenzielle Bewerberinnen und Bewerber auf ihre eigene Art und Weise ansprechen.

Mögliche KI-Tools für Bilder sind Leonardo.ai, Midjourney oder DALL-E. Aber auch andere Bildbearbeitungsprogramme wie Canva oder Adobe Photoshop integrieren zunehmend Generative KI in ihre Anwendungen, sodass hier teilweise keine neuen Tools benötigt werden und Anwender auch auf bestehende Anwendungen zurückgreifen können.

Generative KI für Bilder zum Einsatz in Social Media

Wenn die Generative KI in der Lage ist, Social-Media-Beiträge vorzubereiten und Bilder für Stellenanzeigen zu generieren, dann ist es auch nicht verwunderlich, dass im Unternehmen der Zukunft auch andere Bilder, wie die für Social Media, von Generativer KI generiert werden. Genau genommen ist dies keine Zukunftsvorstellung mehr, sondern bei einer Vielzahl der Unternehmen aus anderen Branchen schon zum Standard geworden. Die Herausforderung hierbei ist, dass Generative KI die Schwäche hat, immer die gleichen Muster zu verwenden und damit auch oft ähnlichen Output zu generieren. Mitarbeitende sind daher gefordert, innovative Prompts bzw. Anweisungen an die Generative KI zu geben, sodass einzigartige Bilder entstehen können.

Generative KI zur Generierung von Texten für Websites

Generative KI kann effektiv genutzt werden, um informative und überzeugende Texte für Websites zu schreiben. Diese Texte können von allgemeinen Informationen über das Gesundheitszentrum bis hin zu detaillierten Beschreibungen spezieller Behandlungen oder Blogbeiträgen reichen.

Bei all diesen Beispielen geht es nicht nur um die einmalige Erstellung des Inhaltes. Viel interessanter ist, dass die Generative KI in Sekundenschnelle eine Vielzahl von Texten und Bildern generieren kann. Vielmals wird sie eingesetzt, um zwar grundsätzlich das gleiche Thema zu erarbeiten, dabei jedoch unterschiedliche Zielgruppen anzusprechen. So erstellt die Generative KI nicht nur ein Bild zur Stellenausschreibung, sondern vier verschiedene, die dann wiederum unterschiedliche Profile von Bewerberinnen und Bewerbern anziehen.

Generative KI wird in der Gesundheitsorganisation der Zukunft nicht nur bei klassischen Website-Texten unterstützen, sondern auch die Entwicklung von Blogs maßgeblich begleiten. Die Generative KI wird zunächst die Content-Strategie zusammen mit dem menschlichen Marketing-Team definieren. Anschließend folgen Keyword-Recherchen für Blog-Beiträge, das Erstellen von interessanten Headlines sowie das Erstellen von Blog-Texten und Metabeschreibungen.

Es gilt jedoch zu beachten, dass auch hier die Generative KI lediglich das Marketing-Team begleitet und unterstützt und nicht komplett selbstständig Inhalte produziert und veröffentlicht.

Ein kleiner Tipp: Custom GPTs eigenen sich sehr gut zur regelmäßigen Content-Erstellung, wie beispielsweise Blogs.

Ein Custom GPT ist eine maßgeschneiderte Version eines GPT-Modells, das auf spezifische Anwendungsfälle oder Themen zugeschnitten ist. Es kann gezielt mit bestimmten Daten, Inhalten oder Wissensdomänen trainiert werden, um präzisere und relevantere Antworten zu liefern. Custom GPTs werden häufig für unternehmensspezifische Bedürfnisse wie Kundenservice, Produktberatung oder Fachanwendungen entwickelt. Diese personalisierten Modelle helfen dabei, den Sprachoutput stärker auf den jeweiligen Kontext abzustimmen. Der Einsatz von Custom GPTs ermöglicht eine erhöhte Effizienz und Genauigkeit in der Mensch-Maschine-Interaktion.

 Unter folgendem Link finden Sie ein Video, das die Erstellung von Custom GPTs genauer erläutert: https://www. youtube.com/watch?v=p2oY-tHns5 A

Auch im Bereich der Content-Erstellung können gezielt Tools eingesetzt werden, die sich auf bestimmte Anwendungen konzentrieren. Tools wie Wondercraft für Podcasts oder Midjourney für Bilder sind nur einzelne Beispiele.

Unabhängig davon, welche Inhalte die Generative KI schlussendlich erstellt und welche konkreten Tools oder zusätzliche Lösungen dabei eingesetzt werden – die menschliche Überwachung und Einbindung bleibt nach wie vor unerlässlich. Mitarbeitende müssen die von der Generativen KI erstellten Inhalte überprüfen, um sicherzustellen, dass sie korrekt, relevant und im Einklang mit den ethischen Standards der Gesundheitskommunikation sind. Es ist wichtig, dass die Inhalte

nicht nur technisch korrekt, sondern auch einfühlsam und patienten-
orientiert sind.

Die Feinabstimmung der Inhalte, die Anpassung an kulturelle Nuancen
und die Endkontrolle bleiben Aufgaben, die menschliche Kreativität
und Verständnis erfordern. Darüber hinaus ist es von entscheidender
Bedeutung, dass Gesundheitsorganisationen die Kontrolle über die
von KI generierten Inhalte behalten, um die Authentizität der Kommunikation zu wahren und das Vertrauen der Patientinnen und Patienten
zu stärken.

Letztendlich muss die Gesundheitsorganisation der Zukunft die
Synergie zwischen menschlicher Expertise und KI-generierten Inhalten
angemessen nutzen, um die Qualität und Effektivität der Gesundheitskommunikation zu maximieren.

Generative KI für die Website-Erstellung und weitere SEO-Maßnahmen

Im Hinblick auf die Erstellung bzw. Optimierung von Websites lässt
sich die Diskussion um den Einsatz von Generativer KI grundsätzlich
in zwei Richtungen führen. Während sich die einen fragen, ob wir in
Zukunft überhaupt noch Websites haben werden und ob wir überhaupt
noch klassische Search Engine Optimization (SEO)-Maßnahmen im
Hinblick auf Google benötigen werden, da eventuell nur noch wenige
Menschen Google oder ähnliche Search-Engines nutzen, beschäftigen
sich andere eher mit der Frage, wie die klassischen Websites mit Hilfe
von Generativer KI effizienter und wirksamer umgesetzt werden können.

Wir gehen bei „unserer" Gesundheitsorganisation der Zukunft zunächst
ebenfalls noch davon aus, dass Websites weiterhin ein fixer Bestandteil
des Marketings sein werden, und fokussieren uns im Folgenden eher
auf die Nutzung von Generativer KI im Zusammenhang mit Website-Er-
stellung und Verbesserung, anstatt das Thema komplett neu zu denken.

So werden Gesundheitsorganisationen in Zukunft die folgenden
Prozesse nicht mehr nur von Menschen durchführen lassen, sondern
zunehmend Generative KI in die Prozesse integrieren und diese
dadurch effizienter gestalten:

Generative KI in der Konzeptentwicklung

Generative KI kann bei der Erstellung des Konzepts für eine Webseite durch die automatische Generierung von Design-Vorschlägen und Strukturplänen unterstützend wirken. Indem sie Nutzerdaten und Verhaltensmuster analysiert, kann die KI Vorschläge für die Seitenarchitektur machen, die darauf abzielen, die Nutzererfahrung zu maximieren und die Interaktion zu fördern. In der Gesundheitsorganisation der Zukunft wird es einen Konzept-Workshop des Marketing-Teams und der Generativen KI geben. Dabei nutzt das Team die Generative KI als eine Art Sparring-Partner bzw. Impulsgeber. Das Team fragt die Generative KI nach kreativen Ideen und Konzepten, entwickelt diese im Dialog weiter und lässt die Zwischenergebnisse immer wieder von der Generativen KI challengen.

Generative KI im Designprozess

Im Designprozess kann Generative KI verwendet werden, um visuelle Elemente zu erstellen, die sowohl ästhetisch ansprechend, als auch funktional sind. Durch das Lernen aus einer großen Datenbank von Design-Elementen kann die KI Layouts vorschlagen, die aktuelle Trends widerspiegeln und gleichzeitig die spezifischen Anforderungen des Gesundheitssektors berücksichtigen. Die Generative KI erzeugt nicht nur einzelne Bilder, sondern ganze Website-Designs, für die später sogar der Umsetzungscode mit Generativer KI erstellt wird.

Natürlich dient auch hier die Generative KI lediglich als Sparringspartner oder Impulsgeber. Auch in der Gesundheitsorganisation der Zukunft muss das finale Design noch von Menschen freigegeben werden.

Generative KI bei der Umsetzung von Websites

Bei der technischen Umsetzung kann Generative KI helfen, effizient Code zu generieren, der sowohl für die Desktop- als auch für die mobile Nutzung optimiert ist. Generative KI-Tools werden die klassische Webseite durch neue und barrierefreie Funktionen ergänzen und so sicherstellen, dass die Webseite für alle Nutzerinnen und Nutzer zugänglich ist, einschließlich jener mit besonderen Bedürfnissen.

Generative KI kann dabei entweder den gesamten Code von Grund auf erstellen, oder sie wird lediglich zur Optimierung von Code verwendet. Grundsätzlich wird die Gesundheitsorganisation der Zukunft den ersten Weg verfolgen und Softwarecode immer zunächst von einer Generativen KI erstellen lassen. Interne oder externe Entwickler werden diesen dann prüfen und finalisieren.

Generative KI bei der Optimierung von Websites

Nach der Implementierung wird in der zukünftigen Gesundheitsorganisation die Generative KI kontinuierlich genutzt, um die Leistung der Webseite zu analysieren und Vorschläge für Verbesserungen zu machen. Dies umfasst das A/B-Testing verschiedener Designelemente und die Anpassung von Inhalten an das Nutzerverhalten und Feedback in Echtzeit.

Gehen wir nun davon aus, dass Websites, wie oben beschrieben, nach wie vor eine hohe Relevanz haben werden und auch die Google-Suche nicht sofort ausbleiben wird, dann wird die Gesundheitsorganisation der Zukunft die klassischen SEO-Maßnahmen durch Unterstützung von Generativer KI erledigen. Dazu ebenfalls einige Beispiele, die in vielen Branchen heute sogar schon eingesetzt werden.

Hier ist anzumerken, dass es für die meisten der im folgenden genannten Anwendungen sehr spezifische Software-Anwendungen gibt. Gleichzeitig können allgemeine KI-Anwendungen, wie ChatGPT, SwissGPT oder Gemini diese Aufgaben ebenfalls erledigen, vorausgesetzt sie erhalten den richtigen Prompt. Auch bereits existierende spezifische Tools zur Suchmaschinenoptimierung, wie beispielsweise moz.com, integrieren zunehmend Funktionen der Generativen KI. Wir empfehlen daher an dieser Stelle bewusst keine neuen Tools, sondern möchten Leserinnen und Leser motivieren, auch hier die bekannten KI-Assistenten als Ergänzung bzw. Unterstützung zu nutzen und sich in der Fähigkeit des Promptens zu üben.

• *Keyword-Optimierung*

Generative KI kann aus einer Vielzahl von Datenquellen lernen, um die effektivsten Keywords zu identifizieren, die das Ranking verbessern. Diese Keywords werden automatisch in Webinhalte integriert, um deren

Sichtbarkeit und Relevanz zu erhöhen. Sofern es sich nur um kleine Anpassungen handelt, ist die Generative KI hier bereits so fortschrittlich, dass sie einzelne Anpassungen selbstständig und ohne die Freigabe von Mitarbeitenden umsetzen kann.

• SEO-konforme Content-Erstellung

Wie bereits erläutert, erstellt die Generative KI auch Inhalte. So ist es nicht verwunderlich, dass die Generative KI auch im Rahmen von SEO-Maßnahmen die Content-Erstellung maßgeblich unterstützt und hier die Effizienz und Qualität des Teams auf ein neues Level hebt. Dabei stellt die Generative KI sicher, dass alle SEO-Best Practices, wie die Verwendung von Header-Tags und die Optimierung von Meta-Beschreibungen, konsequent angewendet werden.

• Backlink-Analyse

Generative KI kann die Qualität und Relevanz von Backlinks analysieren und Empfehlungen abgeben, welche Verbindungen gefördert oder entfernt werden sollten, um die Autorität und das Ranking der Webseite zu verbessern. Hier handelt es sich jedoch erneut lediglich um Empfehlungen inklusive passenden Begründungen. Auf Basis der Begründungen muss das Marketing-Team dann selbst entscheiden, welche Maßnahmen verfolgt werden sollen.

Natürlich bleibt es auch bei den Prozessen rund um die Webseite nicht aus, dass Menschen die Ergebnisse der Generativen KI prüfen und überwachen müssen. Gerade im Hinblick auf eine Webseite, die bei falscher oder schlechter Darstellung zu erheblichen Reputationsschäden führen kann, werden auch in Zukunft immer Menschen für die finale Kontrolle zuständig sein.

Während Generative KI zahlreiche Aufgaben automatisieren und optimieren kann, bleibt die menschliche Einsicht unverzichtbar, um Qualität, Compliance und persönliche Ansprache zu gewährleisten. In der Zukunft werden die erfolgreichsten Gesundheitsorganisationen jene sein, die die Technologie klug nutzen, um ihre Ziele zu erreichen, ohne dabei die Bedeutung menschlicher Werte und ethischer Überlegungen zu vernachlässigen.

Generative KI in der direkten Kommunikation mit Patientinnen und Patienten sowie anderen Partnerinnen und Partnern

Im vorherigen Kapitel wurde detailliert aufgezeigt, wie Generative KI im Bereich Marketing und Kommunikation eingesetzt wird. Das folgende Kapitel fokussiert sich dagegen auf die direkte Kommunikation zwischen einem Mitarbeitenden einer Gesundheitsorganisation und den Patientinnen und Patienten oder anderen Stakeholdern.

Chat- und Voicebots zur automatisierten Beantwortung rund um die Uhr

Chat- und Voicebots haben durch die Integration von Generativer KI eine deutliche Veränderung im Hinblick auf Qualität und Umsetzungsmethoden erlebt. Früher mussten Unternehmen mühsam jede Frage und Antwort vordefinieren, was den Entwicklungsprozess langwierig und unflexibel gestaltete. Heute ermöglichen es Methoden wie Retrieval Augmented Generation (RAG), Chat- und Voicebots schnell und effizient zu trainieren, sodass diese in der Lage sind, sehr spezifisch und zielgruppengerecht zu kommunizieren. Dies erleichtert die Implementierung erheblich, da Bots nun dynamisch auf eine breite Palette von Anfragen reagieren können, ohne dass jedes mögliche Gesprächsszenario vorab programmiert werden muss. Generative KI hat somit nicht nur die Erstellung von Bots deutlich effizienter gemacht, sondern gleichzeitig auch die Qualität der Antworten auf ein völlig neues Niveau gehoben.

Beim Einsatz von Chat- und Voicebots im Gesundheitssektor muss klar unterschieden werden, ob diese medizinische Fragen beantworten und beratend tätig sind, oder lediglich allgemeine Anfragen bearbeiten. Während das Beantworten allgemeiner Fragen, etwa zu administrativen oder organisatorischen Themen, problemlos durch Bots erfolgen kann, ist das Feld der medizinischen Beratung deutlich sensibler. Hier ist große Vorsicht geboten, um die Sicherheit und Genauigkeit der Informationen zu gewährleisten, da falsche medizinische Ratschläge schwerwiegende Folgen haben können.

Die Beantwortung medizinischer Fragen durch Generative KI-Bots erfordert nicht nur eine fortschrittliche Technologie, sondern auch eine sorgfältige regulatorische Überwachung. Auch wenn Generative KI fortschrittlich genug ist, um komplexe medizinische Daten zu verarbeiten und relevante Informationen bereitzustellen, bleibt die menschliche Überprüfung unerlässlich. Dies stellt sicher, dass die bereitgestellten Informationen aktuell, präzise und im besten Interesse der Patientinnen und Patienten sind.

Anders als in anderen Bereichen ist es in der Gesundheitskommunikation daher viel wichtiger, klar zwischen Interaktionen zu unterscheiden, die menschliches Einfühlungsvermögen erfordern, und solchen, die von Bots übernommen werden können. Patientinnen und Patienten dürfen sich niemals vernachlässigt oder als Teil einer automatisierten Routine behandelt fühlen. Generative KI-Bots werden daher auch in der zukünftigen Gesundheitsorganisation primär in Bereichen eingesetzt, in denen schnelle Antworten gefragt sind, etwa bei häufig gestellten Fragen oder Informationsanfragen außerhalb der üblichen Arbeitszeiten. So bleibt dem medizinischen Personal mehr Zeit, sich auf Aufgaben zu konzentrieren, die eine persönliche Betreuung erfordern.

Neben den operativen Vorteilen müssen auch ethische Überlegungen berücksichtigt werden. Der Datenschutz und die Sicherheit der Patientendaten müssen bei jedem Schritt gewährleistet sein, insbesondere wenn persönliche Gesundheitsinformationen verarbeitet werden. Auch die Transparenz darüber, wann und wie Generative KI eingesetzt wird, ist entscheidend, um das Vertrauen der Patientinnen und Patienten zu gewinnen und aufrechtzuerhalten.

Auch wenn Chat- und Voicebots längst nicht alle Dialoge einer Gesundheitsorganisation automatisieren können, leisten sie dennoch einen hohen Mehrwert. Durch den Einsatz von Generativer KI in den Dialogen einer Gesundheitsorganisation kann das Personal entlastet werden und sich auf kritische und patientenorientierte Aufgaben konzentrieren. Dies verbessert nicht nur die Qualität der Patientenversorgung, sondern erhöht auch die Arbeitszufriedenheit unter den Mitarbeitenden, da diese weniger routinemäßigen Anfragen nachgehen müssen und mehr Zeit für die direkte Interaktion mit Patientinnen und Patienten haben. Dabei spielt es keine Rolle, ob die Generative KI in Form von Chat- oder Voicebots eingesetzt wird. Voicebots ergänzen den Telefonkanal und beantworten Fragen der Zielgruppen am Telefon. Chatbots werden überwiegend auf Websites eingesetzt. Es ist aber auch möglich, Bots in Social Media oder Chat-Kanäle wie WhatsApp zu integrieren.

Schlussendlich gilt, dass die Integration von Generativer KI in die Kommunikationsstrategien von Gesundheitsorganisationen der Zukunft neben den dargestellten Risiken auch enorme Vorteile hinsichtlich Effizienz und Personalisierung bietet. Indem die Organisation der Zukunft klare Richtlinien festlegt, wann der Einsatz von Generativer KI angebracht ist und sicherstellt, dass die menschliche Interaktion dort erhalten bleibt, wo sie unersetzlich ist, können Gesundheitsorganisationen sowohl die technologischen Vorteile nutzen als auch eine hohe Qualität der Patientenbetreuung sicherstellen. In der Zukunft wird eine ausgewogene Koexistenz von Mensch und Maschine der Schlüssel zum Erfolg in der Gesundheitskommunikation sein.

An dieser Stelle ist erwähnenswert, dass die Gesundheitsorganisation der Zukunft berücksichtigt, dass ihre Nutzerinnen und Nutzern auch Kundinnen und Kunden bei anderen Unternehmen sind. Während Unternehmen aus der Retail-Branche schon seit einiger Zeit auf Chat- und Voicebots mit Generativer KI setzen, ist dies für Gesundheitsunternehmen mehrheitlich noch Zukunftsmusik. Zu beachten ist jedoch, dass Nutzerinnen und Nutzern in der Regel immer die gleichen Ansprüche und Erwartungen an die Antwortgeschwindigkeit oder Antwortqualität haben. Folglich sind auch Unternehmen aus dem Gesundheitssektor gefordert, automatisierte 24/7-Kommunikationskanäle anzubieten.

Die Nutzung von Generativer KI in E-Mail-Anwendungen

Neben der Automatisierung von Chat-Dialogen wird Generative KI in Gesundheitsunternehmen der Zukunft auch in der E-Mail-Kommunikation eine zentrale Rolle spielen.

Mit der fortschreitenden Integration von Generativer KI eröffnen sich neue Möglichkeiten, die Effizienz und Personalisierung von E-Mail-Korrespondenzen zu steigern. Generative KI kann dabei auf zwei grundlegend unterschiedliche Arten eingesetzt werden, die jeweils ihre eigenen Vorteile und Einsatzbereiche aufweisen:

- Automatisierte Antwortsysteme durch Generative KI
- Unterstützende Generative KI-Systeme für E-Mail-Kommunikation

Die erste und etwas gewagtere Anwendung von Generativer KI im E-Mail-Verkehr funktioniert ähnlich wie ein Chatbot. Hierbei generiert die KI eigenständig Antworten auf eingehende E-Mails und versendet diese automatisch. Diese Technologie wird bereits in einigen Bereichen eingesetzt und kontinuierlich verbessert. Der Einsatz solcher Systeme eignet sich besonders für kurze, informationsbasierte Anfragen, bei denen die Antworten standardisiert und weniger komplex sind. Beispiele hierfür sind Terminbestätigungen, einfache Informationsanfragen zu Dienstleistungen oder Wegbeschreibungen. Die Herausforderung bei dieser Methode liegt in der Sicherstellung der Genauigkeit und Angemessenheit der automatisch generierten und versendeten Antworten, insbesondere in einem so sensiblen Bereich wie der Gesundheitsversorgung.

Die zweite Methode ist konservativer und integriert die Generative KI als Unterstützungstool für den E-Mail-Empfänger. Bei dieser Anwendung analysiert die KI den Inhalt eingehender E-Mails und fasst ihn zusammen, um der Nutzerin bzw. dem Nutzer Vorschläge für mögliche Antworten zu geben. Dies ist besonders bei längeren und komplexeren E-Mail-Konversationen nützlich, bei denen die Generative KI wichtige Informationen extrahiert und strukturierte Antwortvorschläge liefert. Solche Systeme dienen oft als Vorstufe zu einer späteren vollständigen Automatisierung und sind bereits heute eine große Hilfe bei der Bewältigung des täglichen E-Mail-Aufkommens. Sie erhöhen nicht nur die Effizienz des Einzelnen durch Zeitersparnis, sondern verbessern auch die Qualität der Kommunikation durch konsistente und präzise Antworten.

Unabhängig von der Fortschrittlichkeit der eingesetzten Generativen KI-Technologie bleibt die menschliche Überwachung unerlässlich. Gesundheitskommunikation erfordert eine hohe Genauigkeit und eine sensible Handhabung persönlicher Daten. Daher ist es wichtig, dass alle durch KI generierten Antworten von einer verantwortlichen Person überprüft werden, bevor sie versendet werden. Dies stellt sicher, dass die Kommunikation korrekt, angemessen und frei von Missverständnissen ist. Der menschliche Faktor spielt auch eine entscheidende

Rolle bei der Wahrung der ethischen Standards und des persönlichen Umgangs, der in der medizinischen Kommunikation so wichtig ist.

Hinsichtlich der technischen Umsetzung existieren bereits erweiterte Tools und Plug-ins, die nahtlos in bestehende E-Mail-Systeme wie Microsoft Outlook integriert werden können. Diese Tools nutzen die Fähigkeiten der Generativen KI, um die E-Mail-Kommunikation effizienter zu gestalten. Jedoch muss jede Gesundheitsorganisation, die solche Technologien einsetzt, strikt auf den Datenschutz achten. E-Mails im Gesundheitswesen können häufig sensible Daten enthalten, die unter keinen Umständen ungefragt an Dritte weitergegeben werden dürfen. Daher ist es essenziell, dass alle Generativen KI-Systeme den höchsten Sicherheits- und Datenschutzstandards entsprechen.

Fazit: Generative KI in der Kommunikation eines Gesundheitsunternehmens

Abschließend ist festzuhalten, dass die Integration von Generativer KI in die Kommunikation der Gesundheitsorganisationen eine wertvolle Ressource zur Steigerung der Effizienz und Effektivität ihrer Kommunikationsprozesse darstellt. Obwohl diese Technologien das Potenzial haben, viele Aspekte der Kommunikation zu automatisieren und zu verbessern, ist eine sorgfältige Implementierung unter ständiger menschlicher Aufsicht unabdingbar. In der Gesundheitsorganisation der Zukunft wird die Balance zwischen technologischer Effizienz und menschlichem Einfühlungsvermögen entscheidend sein, um eine qualitativ hochwertige Patientenbetreuung zu gewährleisten.

Generative KI für administrative Tätigkeiten und für weniger Bürokratie in der Gesundheitsorganisation

Administrative Aufgaben sind in der Gesundheitsbranche unverzichtbar, auch wenn sie nicht direkt zu den Kernkompetenzen von Gesundheitseinrichtungen wie der Patientenpflege gehören. Diese oft zeitaufwendigen Prozesse umfassen eine Vielzahl von Tätigkeiten, von der Patientendokumentation über die Terminplanung bis hin zur Abrechnung. Der Einsatz von Generativer KI in diesen Bereichen bietet ein enormes Potenzial, die Effizienz zu steigern und gleichzeitig dem Fachkräftemangel entgegenzuwirken.

Generative KI automatisiert wiederholende administrative Aufgaben und entlastet so das Personal von routinemäßigen Büroarbeiten. Dies ermöglicht es den Fachkräften mehr Zeit mit den Patientinnen und Patienten zu verbringen und sich auf deren Behandlung und Beratung zu konzentrieren.

Generative KI zur Automatisierung von Berichten

Ein anschauliches Beispiel für die Anwendung Generativer KI ist die Automatisierung des Berichtswesens. In traditionellen Settings müssen medizinische Berichte oft manuell von Ärztinnen und Ärzten oder medizinischem Personal verfasst werden, was zeitintensiv ist und die Möglichkeit menschlicher Fehler erhöht. Generative KI wird in dem Gesundheitsbetrieb der Zukunft während medizinischer Untersuchungen oder Behandlungen genutzt, um Notizen zu machen und daraus umfassende Berichte zu generieren. Diese vorläufigen Berichte werden dann dem medizinischen Personal zur Überprüfung und Genehmigung vorgelegt, was den Prozess erheblich beschleunigt und die Genauigkeit verbessert. Schlussendlich erfolgt die Integration des KI-generierten und vom Personal geprüften Berichts in die Klinik-Informationssysteme. Erste Schnittstellen existieren bereits heute, und in Zukunft wird die Zusammenarbeit zwischen klassischen Systemen der Gesundheitsunternehmen und KI-Anwendungen noch deutlich vereinfacht werden.

Natürlich wird die Gesundheitsorganisation der Zukunft alle Patientinnen und Patienten sowie Mitarbeitenden umfangreich informieren und vor allem auch aufklären müssen. Patientinnen und Patienten sowie Mitarbeitende müssen verstehen, wie die Generative KI hier eingesetzt wird und dies auch akzeptieren. Dazu reicht ein reines Informieren meist nicht aus, vielmehr muss ein Aufklären stattfinden. Und natürlich muss die Gesundheitsorganisation sehr sorgfältig auf den Datenschutz achten. Die Generative KI darf auf keinen Fall persönliche Daten zum weiteren Training verwenden oder an Dritte weitergeben. Es ist auch möglich, dass eine Patientin oder ein Patient die Verarbeitung ihrer/seiner Daten durch Generative KI ablehnt. In diesem Fall muss auch die Gesundheitsorganisation der Zukunft auf traditionelle Methoden zurückgreifen. Ein sorgfältiges Aufklären der Patientinnen und Patienten sowie das Erklären der Datenschutzmaßnahmen während des Einsatzes von Generativer KI und das Aufzeigen von Mehrwerten für Patientinnen und Patienten sowie die Gesundheitsunternehmen, kann hier enorm dazu beitragen, dass Betroffene der Nutzung von Generativer KI zustimmen. Mehr dazu im Kapitel „Die Sicht der Patientinnen und Patienten".

Generative KI zur Erweiterung der Möglichkeiten in der Dokumentenverwaltung

Generative KI kann auch in anderen Bereichen der Dokumentenverwaltung eingesetzt werden. Beispielsweise wird sie in Zukunft verwendet, um präzise und detaillierte Patientenakten zu erstellen, Versicherungsansprüche zu verarbeiten oder Vertragsdokumente zu generieren. Durch das Training mit großen Datenmengen kann die KI spezifische Sprachmodelle entwickeln, die den juristischen und medizinischen Anforderungen entsprechen. Natürlich erfolgt dieses Training ohne echte Patientendaten, sondern lediglich mit anonymisierten oder synthetischen Daten.

Trotz der fortgeschrittenen Fähigkeiten der Generativen KI ist eine kontinuierliche menschliche Überwachung unerlässlich. Insbesondere bei der Verarbeitung sensibler Informationen muss gewährleistet sein, dass die Generative KI die Datenschutzbestimmungen einhält und die Integrität der Patientendaten nicht gefährdet wird. Die finale Entscheidungsgewalt und ethische Überlegungen müssen stets in den Händen des geschulten Personals bleiben.

Zusammenfassend lässt sich sagen, dass die Integration von Generativer KI in administrative Aufgaben innerhalb von Gesundheitsorganisationen verspricht, die Effizienz zu steigern und die Mitarbeitendenzufriedenheit zu erhöhen. Indem Routineaufgaben automatisiert werden, können sich medizinische Fachkräfte stärker auf ihre primären Aufgaben konzentrieren. Die Technologie soll jedoch die menschliche Kompetenz ergänzen und nicht ersetzen. Eine erfolgreiche Implementierung erfordert eine sorgfältige Planung und das Bewusstsein für die Grenzen der Generativen KI, um sicherzustellen, dass die Gesundheitsversorgung sowohl effizient als auch empathisch bleibt.

An dieser Stelle sollen nun die bereits gemachten Erfahrungen anderer Branchen ergänzt werden. Dabei sollte nicht nur die Effizienzsteigerung im Vordergrund stehen, sondern vor allem der Faktor Mitarbeitendenzufriedenheit nicht unterschätzt werden. Mitarbeitende, die am Arbeitsplatz die bestmögliche Unterstützung bzw. Technologie vorfinden und somit effizienter und produktiver arbeiten können, sind deutlich zufriedener als andere. Diese Zufriedenheit wirkt sich wiederum stark und positiv auf die Arbeitsergebnisse der einzelnen Mitarbeitenden aus.

Generative KI im Bereich Human Resources und andere Tätigkeiten rund um die Mitarbeitenden

In einer Branche, die durch einen akuten Fachkräftemangel geprägt ist, werden Human Resources (HR)-Aufgaben immer wichtiger. Dies betrifft sowohl den Prozess der Mitarbeitendensuche als auch die Bindung und Weiterentwicklung bestehender Mitarbeitenden. Generative KI bietet neue Lösungen, um diese Herausforderungen effektiv zu meistern.

Im Folgenden werden einige typische HR-Prozesse vorgestellt und der Einsatz von Generativer KI erläutert. Auch hier gilt, dass generische KI-Assistenten wie ChatGPT oder SwissGPT bereits heute und in Zukunft noch mehr eine sehr gute Unterstützung bieten. Es ist also nicht notwendig, nach branchenspezifischen Anwendungen von Generativer KI zu suchen, sondern die allgemeinen Assistenten müssen hier mit den passenden Prompts eingesetzt werden.

Stellenausschreibung durch Generative KI

Beginnen wir mit dem Rekrutierungsprozess: Ähnlich wie in den Marketingprozessen wird die Generative KI in der Organisation der Zukunft auch im Bereich der Stellenausschreibungen eingesetzt. Sie erstellt in Sekundenschnelle unterschiedliche Texte für dieselbe Stelle, die jeweils auf die Bedürfnisse verschiedener Zielgruppen zugeschnitten sind. Diese Fähigkeit geht weit über das hinaus, was traditionelle HR-Mitarbeitende leisten können, indem sie die Formulierungen und Medien je nach Charakterprofil der Zielgruppe anpasst. Dies erhöht nicht nur die Reichweite der Ausschreibungen, sondern spricht auch gezielt die passenden Kandidatinnen und Kandidaten an, was die Qualität der Bewerbungen verbessert.

Generative KI als Unterstützung im Bewerbungsprozess

Im nächsten Schritt unterstützt Generative KI die HR-Mitarbeitenden bei der Auswertung der eingereichten Bewerbungen. Auch wenn die KI wertvolle Unterstützung bieten kann, etwa durch Vorselektion oder Zusammenfassung der Qualifikationen, bleibt die endgültige Entscheidung, ob eine Bewerberin oder ein Bewerber zum Gespräch eingeladen wird, fest in menschlicher Hand. Dies gewährleistet, dass ethische Überlegungen und menschliches Urteilsvermögen weiterhin eine zentrale Rolle im Rekrutierungsprozess spielen.

Generative KI zur Erstellung von Assessmentaufgaben

Ein weiterer innovativer Bereich ist die Erstellung von Assessmentaufgaben durch Generative KI. Generative KI hilft, ansprechende und relevante Aufgaben zu generieren, die es den Entscheidungsträgern ermöglichen, fundierte Urteile über die Eignung der Kandidatinnen und Kandidaten zu fällen. Dabei kann die Generative KI auf historische Daten zurückgreifen, um zu verstehen, welche Aufgabentypen gute Indikatoren für den Erfolg in bestimmten Rollen sind.

Neben den klassischen fachlichen Fähigkeiten spielen jedoch auch Werte eine große Rolle bei der Einstellung eines neuen Mitarbeiters oder einer neuen Mitarbeiterin. Passt der Bewerbende zu den Werten des Unternehmens? Erstaunlich sind hier die Forschungsergebnisse eines Teams der Hochschule Luzern. KI-Assistenten wie ChatGPT sind demnach in der Lage, nicht nur die Persönlichkeit des Bewerbenden einzuschätzen, sondern können auch die aktuelle Gefühlslage und die Werte einer Nutzerin bzw. eines Nutzers sehr genau benennen. Darüber hinaus können sie fiktive Rollen einnehmen und mit Hilfe von Rollenspielen mehr über die Werte und Persönlichkeiten der Nutzerin bzw. des Nutzers herausfinden. So könnten KI-Assistenten auch in Zukunft den Auswahl-Prozess von neuen Mitarbeitenden deutlich unterstützen oder sogar ablösen. In der Realität wird der menschliche Auswahlprozess von neuen Mitarbeitenden aber wohl weiterhin an erster Stelle stehen.

Generative KI in der Kommunikation mit Bewerberinnen und Bewerbern

Sprachmodelle unterstützen die gesamte Kommunikation mit den Bewerberinnen und Bewerber. Von der ersten Kontaktaufnahme bis zur finalen Entscheidung kann die KI personalisierte E-Mails generieren, die auf den jeweiligen Kommunikationsbedarf abgestimmt sind, was den Prozess nicht nur effizienter macht, sondern auch das Employer Branding stärkt.

Generative KI zur Unterstützung bestehender Mitarbeitenden

Was die bestehenden Mitarbeitenden angeht, so wird Generative KI auch hier vielfältig eingesetzt. Zum Beispiel unterstützt die Generative KI bei der Zeugniserstellung. Basierend auf menschlichen Inputs kann die Generative KI effizient und präzise Arbeitszeugnisse erstellen, die den individuellen Leistungen und Besonderheiten jedes Mitarbeitenden gerecht werden. Wichtig an dieser Stelle ist, dass die Führungspositionen, die die Zeugnisse sozusagen bei der Generative KI in Auftrag geben, ihre Erfahrungen mit dem Mitarbeitenden genau schildern und die Bewertung des Mitarbeitenden immer noch menschlich durch die Führungskraft entsteht. Die Generative KI übernimmt anschließend lediglich das Ausformulieren und kann die menschliche Bewertung in die formale Zeugnisform bringen.

Generative KI bei der Dienstplanerstellung

Ein weiteres wichtiges Anwendungsfeld ist die Erstellung von Dienstplänen. Die KI berücksichtigt sowohl die Präferenzen der Mitarbeitenden als auch die Anforderungen des Unternehmens, um optimale Schichtpläne zu erstellen. Dies hilft, die Zufriedenheit der Mitarbeitenden zu erhöhen und gleichzeitig die betrieblichen Anforderungen effizient zu erfüllen.

Mitarbeitendenweiterbildungen mit Generativer KI

Besonders vielversprechend ist der Einsatz von Generativer KI im Bereich der Mitarbeitendenweiterbildung. Ähnlich wie im Marketing kann die KI zielgruppengerechte Lerninhalte erstellen, die genau auf die Bedürfnisse und das Lernverhalten der einzelnen Mitarbeitenden abgestimmt sind. Dies umfasst die Anpassung von Texten, die Auswahl von Lernmedien und sogar die Personalisierung von Lernpfaden.

Generative KI hat das Potenzial, die HR-Aufgaben in Gesundheitsorganisationen grundlegend zu verändern und auch die Anforderungen an die HR-Mitarbeitenden zu beeinflussen. Durch die Automatisierung repetitiver Aufgaben und die Bereitstellung personalisierter Lösungen ermöglicht sie ein effizienteres und zielgerichteteres Personalmanagement. Doch trotz der fortschrittlichen Möglichkeiten der Generativen

KI bleibt die Notwendigkeit menschlicher Überwachung und Eingriffe bestehen, um ethische Standards zu wahren und eine hohe Mitarbeitendenzufriedenheit zu gewährleisten. In der Gesundheitsorganisation der Zukunft wird der Einsatz Generativer KI-Technologien nicht nur die Effizienz steigern, sondern auch eine tiefere und humanere Verbindung zu Mitarbeitenden und Bewerbenden ermöglichen.

9. KAPITEL

Use Cases

Einsatzmöglichkeiten von Generativer Künstlicher Intelligenz im Produktmanagement am Beispiel einer Diabetes-App

Ein Gastbeitrag von Christian Esser Wiesemann

In diesem Gastbeitrag wird aufgezeigt, wo Generative KI eingesetzt werden kann, um nützliche Grundlagen und Basiswissen im Produktmanagement zu generieren. Am Beispiel einer Diabetes-App wird gezeigt, welchen Mehrwert Generative KI bei der Erarbeitung der Problemstellung sowie des Produktziels bietet. Es wird aufgezeigt, welche Rolle Generative KI bei der Generierung von Personas und Bedürfnissen sowie beim Mapping der User Journeys von Diabetikerinnen und Diabetikern spielen kann.

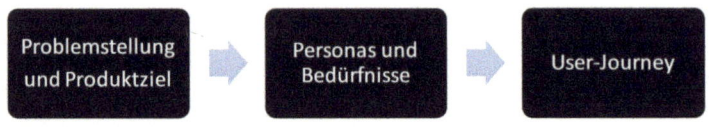

Abbildung 32: Produktentwicklungsschritte.

In meiner Rolle als Produktmanager habe ich viel Zeit mit den Anwenderinnen und Anwendern verbracht und noch mehr Zeit mit dem Warten auf das nächste Anwendertreffen. Ich habe viele Dokumente mit Problemstellungen und abgeleiteten Produktzielen bis hin zur User Journey gefüllt und dann die Entwicklung neuer Produkte budgetiert und gestartet. Meine These zum Einsatz von Generativer KI im Produktmanagement ist, dass der Start einer Produktentwicklung um 2 – 3 Monate beschleunigt werden kann.

Was ist das Problem und was sind seine Komponenten?

Der Ausgangspunkt jeder Produktentwicklung ist das klare Verständnis des Problems, das gelöst werden soll. Bei der Entwicklung einer Diabetes-App ist es wichtig, die Autoimmunkrankheit sowie die unterschiedlichen Therapien und deren Probleme zu verstehen und dann ein Produktziel zu definieren.

Generative KI kann dem Produktmanagement helfen, schnell einen ersten Überblick zur Autoimmunkrankheit sowie zu den unterschiedlichen Therapietypen zu erhalten. Ebenfalls kann die Historie der unterschiedlichen Therapietypen und ein Ausblick auf zukünftige Therapietypen für die Erkrankung (Vision) die Problematik verdeutlichen bzw. in einen zeitlichen Kontext bringen (Beispiel: Entwicklung der Blutzuckermessung vom Fingerstechen hin zum kontinuierlichen Blutzuckermessen). Das Produktmanagement kann sich somit einen ersten Markteinblick (Marktgröße) verschaffen und erfahren, welche Firmen in diesem Feld bereits tätig sind und sich als potenzielle Wettbewerber zum Produktziel positionieren. Insbesondere kann gescreent werden, welche Zulassungen bzw. klinische Studienziele die bereits existierenden Lösungen anstreben. Beim Ausführen dieser Tätigkeit ohne initiale Zuhilfenahme von Generativer KI wird viel Zeit (Internet, Fachzeitschriften, Messebesuche) vom Produktmanagement und weiteren Abteilungen in Anspruch genommen, um die Grundlagen zu erarbeiten und das Problem zu erfassen. Generative KI hilft hier bei der Anfangsarbeit und schafft eine gute Basis – weiterer Austausch mit Fachgruppen des Problems ist jedoch unbedingt notwendig.

Unter Zuhilfenahme aller oben genannter Informationen von Generativer KI können im Produktmanagement für eine Diabetes-App beispielhaft folgende Problemstellungen identifiziert und das untenstehende Produktziel definieren werden:

Problemstellungen	Glukosewerte liegen nicht im Zielbereich und sind intransparent
	Mahlzeiteninsulin wird falsch berechnet und somit der Blutglukosewert beeinflusst
	Keine Dokumentation der Insulinabgabe und Glukosewerte beim Arztbesuch führt zu schlechter Diagnose
Produktziel	Die neue App soll Diabetikerinnen und Diabetikern helfen, ihre Glukosekontrolle zu optimieren, die Insulindosierung zu vereinfachen und die Dokumentation zu erleichtern

Tabelle 2: Problemstellungen und Produktziel

Nachdem nun das „Was" des Produkts definiert ist, wird im nächsten Abschnitt darauf eingegangen, wo Generative KI im Produktmanagement helfen kann, das „Wer" und „Wie" zu definieren.

Wer sind die Personas und Ihre Bedürfnisse?

Generative KI kann das Produktmanagement dabei unterstützen, fiktive Betroffene (Personas) zu konstruieren, um ein grundlegendes Verständnis dafür zu schaffen, wie die Diabetes-App zum Produktziel beitragen kann. Durch den gezielten Einsatz von Generativer KI kann in kurzer Zeit eine große Anzahl an Personas aufgebaut werden, die dann mit der Realität und den Besonderheiten abgeglichen werden können.

Beispiel einer exemplarischen Produkpersona:

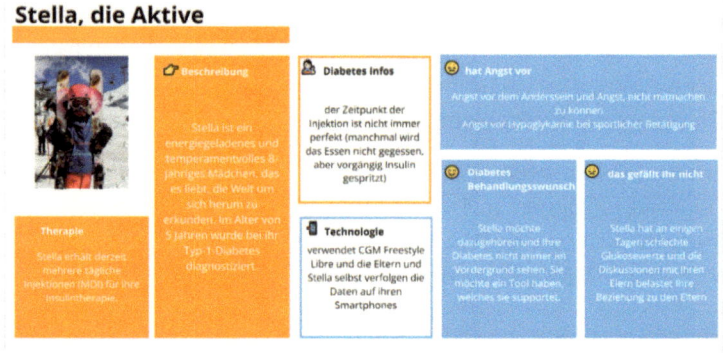

Abbildung 33: Persona „Stella, die Aktive".

Ein weiterer Einsatzpunkt für die Diabetes-App ist, dass die Generative KI Ihre Bedürfnisse auf die Personas abbildet. Dieses Verfahren wird im „Jobs to be done" Profil zu der gewünschten Persona dokumentiert und muss mit der Realität durch User-Research abgeglichen werden. Der generierte Output von „Jobs to be done" kann im besten Fall helfen, weitere mögliche Lösungsansätze für Ihr Produkt zu identifizieren und ein tieferes Verständnis für die verschiedenen Personas zu entwickeln.

Jobs to be done	An Spielstunden und sozialen Aktivitäten ohne Unterbrechungen teilzunehmen
Beschreibung	Stella benötigt Hilfsmittel und Strategien, die es ihr ermöglichen, ihren Blutzuckerspiegel beim Spielen, in den Schulpausen und bei anderen sozialen Aktivitäten stabil zu halten. Ihre Eltern müssen ihren Blutzuckerspiegel diskret überwachen und darauf vorbereitet sein, auf auftretende Schwankungen zu reagieren.

Tabelle 3: Jobs to be done von Persona Stella.

Im Beispiel der fiktiven Persona „Stella" wäre es zum Beispiel der Wunsch nach Spielzeit und sozialen Aktivitäten „ohne Störungen". Das Produktmanagement erhält somit die Chance, solche Optionen wie „richtige Warnungen" oder „Snooze Alarms" in gezielten Interviews weiter zu untersuchen.

Wir haben fiktive Personas definiert und verstehen nun deren Bedürfnisse besser, die sich auch in unserer Diabetes-App widerspiegeln müssen (Beispiel „Snooze Funktion"). Ein weiteres Puzzlestück des „Wie" kann mittels der User Journey unter Zuhilfenahme von Generativer KI als Ansatzpunkt ermittelt werden.

Wie sieht die User Journey des Produkts aus

Mittels Generativer KI können User Journeys für die gewünschte Persona erstellt werden und man sieht, wie ein fiktiver Tagesablauf vor und nach der Nutzung der App aussehen könnte:

„Mittags: Kontrolle vor dem Mittagessen

Ziel: Stella soll ihren Blutzuckerspiegel vor dem Mittagessen kontrollieren und mithilfe der App ihre Insulindosis korrekt berechnen.

- Erinnerung und Überprüfung:
    - Aktion: Kurz vor dem Mittagessen erinnert die App Stella spielerisch (z. B. durch ein Maskottchen) daran, ihren Blutzucker zu überprüfen.
    - Erlebnis: Stella sieht ihre aktuellen CGM-Daten in einem leicht verständlichen Diagramm. Wenn nötig, wird sie daran erinnert, eine Korrekturdosis zu spritzen.

- Insulin-Berechnung fürs Mittagessen:
  - Aktion: Stella oder ihre Eltern geben erneut die Kohlenhydrate für das Mittagessen ein.

Dank Generativer KI liegt dem Produktmanagement ein kompletter Werkzeugkasten (Probleme und Challenges, Personas, „Jobs to be done"-Analysen, User Journey-Einblicke) an Tools und Verständnishilfen sowie Markteinblicken vor, um bestmöglich in die Interviews mit Betroffenen einzusteigen.

Wie bei allen oben genannten Schritten ersetzt der Einsatz von Generativer KI allerdings nicht die Diskussion mit Diabetikerinnen und Diabetikern sowie Expertinnen und Experten auf diesem Gebiet. Ebenso ist es möglich, dass Ergebnisse von Generativer KI falsch analysiert wurden und einen falschen Gedankengang verfolgen.

Einsatz von KI im Produktmanagement, eine kritische Reflektion

Die aufgestellte These, dass der Start einer Produktentwicklung um 2 – 3 Monate beschleunigt werden kann, wird am Beispiel der Entwicklung einer Diabetes-App wie folgt hergeleitet. Generative KI führt zu einem schnellen Onboarding von neuen Mitarbeitenden im Produktmanagement, so dass das, „Was" schneller verstanden wird (-1 Monat). Dies ermöglicht einen schnellen Start mit dem oben genannten Werkzeugkoffer in Interviews und Besuchen mit Diabetikerinnen/Diabetikern; hier erhöht Generative KI die Chance, dass weniger Besuche notwendig werden, da die relevanten Themen bereits im Voraus mit der Generative KI besprochen werden können (-2 Monate).

Ich bin begeistert vom Einsatz der Generativen KI im Produktmanagement, sehe aber auch Herausforderungen im Bereich sensitiver Firmendaten, vor allem im Hinblick auf Produktneuheiten. Hier muss sichergestellt werden, dass die Generative KI keine Informationen an Dritte gibt, bevor diese nicht vom Unternehmen selbst publiziert worden sind. Für die Zukunft bin ich gespannt, wo die Entwicklung der Generativen KI die Arbeit im Produktmanagement weiter beeinflussen kann.

	WAS – PROBLEM UND PRODUKTZIEL	WER – PERSONAS	WIE – USER JOURNEY
Doing	Know-how über Problem und Produktziel sowie Markteinblick erhalten	Personas aufbauen nach Interviews und Besuchen bei Diabetikerinnen/Diabetikern (2–3 Runden an Interviews à 5 Personen)	User Journeys aufbauen und durchspielen nach Besuchen (2–3 Runden an Interviews bei 5 Personen)
Geschätzte Zeit ohne Einsatz von Generativer KI	1–2 Monate	1–2 Monate	1–2 Monate
Geschätzte Zeit mit Einsatz von Generativer KI	Mittels Generativer KI Input 5 Tage Arbeit und gezielter Research der Problemstellung möglich	Mittels Generativer KI Input 3 Tage Arbeit und eine Runde Interviews/ Besuche kann eingespart werden durch Vorarbeit	Mittels Generativer KI Input 3 Tage Arbeit und eine Runde Interviews/Besuche kann eingespart werden durch Vorarbeit

Tabelle 4: Zeiteinsparung durch Einsatz von Generativer KI.

Über den Autor

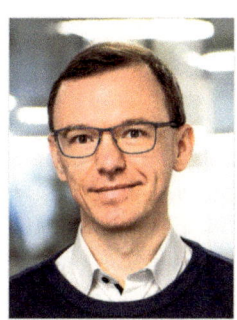

Christian Esser Wiesemann arbeitet als Produktmanager bei Ypsomed Diabetes Care in der Schweiz. Er hat an der RWTH Aachen studiert und ist begeisterter Rennradfahrer.

Einsatz Generativer KI in der Gastroenterologie

Ein Gastbeitrag von Roger Wanner, Gastroenterologe

Künstliche Intelligenz (KI) hat in der Medizin und besonders in der Gastro-enterologie große Fortschritte gemacht. Bei der Erkennung von Vorstufen von Darmkrebs wird KI seit einigen Jahren im klinischen Alltag eingesetzt. Darmkrebs ist weltweit die dritthäufigste Krebsart und die zweithäufigste Todesursache durch Krebs. Eine Koloskopie gilt als wichtigstes präventives Mittel zur Früherkennung und Entfernung der Polypen. Trotz der Effektivität einer Koloskopie liegt die Rate übersehener Polypen bei rund 20 %. Hier kommt die KI ins Spiel: Sie kann die Erkennungsrate von Polypen in Echtzeit verbessern und so die Qualität der Koloskopie steigern.

KI zur Polypenerkennung und Diagnose

Die Anwendung von KI bei der Erkennung von Darmkrebs ist ein vielversprechendes Feld in der Endoskopie. Darmkrebs entsteht in der Regel aus einem Polypen, der in der Regel keine Symptome verursacht. Während einer Darmspiegelung wird mittels Endoskop die Schleimhaut des Darms gefilmt, dabei können Polypen, die nur wenige Millimeter groß sind, detektiert und unmittelbar entfernt werden. Studien zeigen, dass KI-gestützte Systeme die sogenannte Polypen-detektionsrate im klinischen Alltag signifikant erhöhen können: In einer kontrollierten Studie schnitt die KI-gestützte Koloskopie bezüglich der Erkennungsrate und auch der durchschnittlichen Anzahl der pro Patient gefundenen Polypen besser ab, insbesondere wurden sehr kleine Polypen besser gefunden. Die heutigen kommerziell erhältlichen KI-Systeme unterstützen die Ärztin bzw. den Arzt während der Darmspiegelung: die Bilder werden in Echtzeit von der KI analysiert. Suspekte Läsionen werden grafisch markiert, sodass die Ärztin bzw. der Arzt die Entscheidung fällen kann, ob die vermeintliche Läsion entfernt wird oder nicht. So kann die Polypendetektionsrate signifikant erhöht werden, indem der „Human Factor" (zum Beispiel Müdigkeit, Ablenkungen etc.) eliminiert wird.

Ein weiteres wichtiges Einsatzgebiet ist auch die Charakterisierung von Polypen. In der Regel entsteht Darmkrebs aus einem Adenom-Polypen. Es gibt daneben aber auch gutartige, sogenannte hyperplastische Polypen. Da diese selten bösartig sind, erhöht ihre endoskopische

Entfernung das Risiko für Komplikationen. Hier kann KI durch die Unterscheidung der Polypen (Adenom versus hyperplastischer Polyp) helfen, unnötige Eingriffe zu vermeiden: Ein KI-Diagnosesystem, das zwischen adenomatösen und hyperplastischen Polypen unterscheidet, erreichte eine Genauigkeit von 94 %, eine Sensitivität von 98 % und eine Spezifität von 83 %. Einschränkend muss jedoch gesagt werden, dass diese Ergebnisse vergleichbar mit denen erfahrener Endoskopiker sind.

Das ideale Generative KI-unterstützte System integriert Erkennung und Diagnose. Solche Systeme zeigen eine hohe Sensitivität und Genauigkeit in der Polypendetektion und – klassifikation. Das Anwendungsspektrum könnte sich in Zukunft erweitern: Erste Berichte zeigen, dass Generative KI auch zur Diagnose von invasivem Darmkrebs mit einer Genauigkeit von 94,1 % eingesetzt werden kann und die Notwendigkeit zusätzlicher chirurgischer Eingriffe nach endoskopischer Mukosaresektion bei Patientinnen und Patienten mit frühem Darmkrebs verhindern kann. KI kann auch bei der Bestimmung der Behandlung durch präoperative Vorhersagen zur Lymphknotenmetastasierung helfen. Ein weiteres Feld ist die Beurteilung einer Speiseröhren-Veränderung beim Barrett. Auch hier fehlen noch präzise Resultate für den klinischen Alltag.

Aktuelle Entwicklungen: FUJIFILM CAD EYE

Ein aktuelles Beispiel für den Fortschritt in der KI-gesteuerten Endoskopie ist das CADEYE®-System von FUJIFILM, das von der FDA für den klinischen Alltag zugelassen wurde. CADEYE ist ein KI-basiertes Detektions- und Charakterisierungssystem. Die Technologie basiert auf der Deep-Learning-Technologie und wurde in zahlreichen Studien mit klinischen Bildern validiert. CADEYE erkennt schwer zu entdeckende Läsionen, wie z. B. flache Läsionen oder solche in Randbereichen des Sichtfeldes, und bietet visuelle und akustische Alarme, die in den Arbeitsablauf der Ärztin bzw. des Arztes integriert werden können, ohne die klinischen Bilder zu stören.

Studien haben gezeigt, dass die Adenomerkennungsrate um 17 % im Vergleich zur herkömmlichen hochauflösenden Koloskopie erhöht werden konnte, womit die Patientensicherheit gesteigert und das Auftreten von Darmkrebs vermindert werden konnte.

Zukunftsaussichten für den Einsatz von Generativer KI in der Koloskopie

Die Zukunft der Generativen KI in der Endoskopie verspricht eine noch tiefere Integration in die klinische Praxis, mit dem Ziel, die Erkennungs- und Diagnosefähigkeit weiter zu verbessern. Zukünftige Entwicklungen werden sich auf umfassendere Generative KI-Systeme konzentrieren, die Polypen nicht nur erkennen, sondern auch deren genaue Beschaffenheit und potenzielle Bösartigkeit vorhersagen können. Diese Systeme könnten entscheidend dazu beitragen, unnötige Eingriffe zu minimieren und personalisierte Behandlungsstrategien zu optimieren. Damit lassen sich letztlich auch Kosten im Gesundheitssystem einsparen.

Fazit: Wohin geht die Reise?

Die rasanten Fortschritte im Bereich der KI und des maschinellen Lernens versprechen, die Gastroenterologie in den kommenden Jahren zu verändern. Systeme wie CADEYE zeigen, dass KI die Qualität und Effizienz der Koloskopie erheblich verbessern kann, indem sie präzisere Diagnosen ermöglicht und so die Patientenversorgung optimiert.

Über den Autor

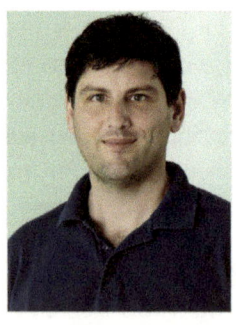

Dr. med. Roger Wanner ist Gastroenterologe mit eigener Praxis in Zürich. Mit seinem Engagement für innovative Behandlungsmethoden hat er sich einen Namen gemacht: hervorzuheben ist seine Pionierarbeit in der KI-assistierten Darmspiegelung, die er seit über vier Jahren in enger Zusammenarbeit mit Fuji Europa anwendet. Neben KI-Projekten engagiert er sich für die Digitalisierung des ärztlichen Alltags. Er war 16 Jahre im Vorstand der Zürcher Ärztegesellschaft und Qualitätsdelegierter der FMH. Seit 2 Jahren ist er Gründungspräsident der Zürcher Gesellschaft für Gastroenterologie und Hepatologie.

Optimierung interner Prozesse von MedTech-Firmen am Beispiel der Ausfüllung von Sicherheitsfragebögen mithilfe Generativer KI

Ein Gastbeitrag von theBlue.KI GmbH, geschrieben von Agata Chudzinska und Julia Rose

Die Medizintechnikfirma apoQlar hat mit Hilfe von theBlue.KI eine KI-gesteuerte Lösung entwickelt, um Sicherheitsfragebögen effizienter auszufüllen. Die Lösung basiert auf Generativer KI und Retrieval Augmented Generation (RAG) und hat den Zeitaufwand für das Ausfüllen von Sicherheitsfragebögen deutlich reduziert. Durch die Implementierung der Lösung hat apoQlar Zeit- und Kosteneffizienz, verbesserte Genauigkeit und gesteigerte Produktivität erreicht. Die Erfahrungen aus diesem Projekt zeigen, dass Generative KI in der Lage ist, komplexe Dokumentationsprozesse grundlegend zu transformieren und Unternehmen langfristig wettbewerbsfähiger und flexibler zu machen.

Einführung

Bevor die Medizintechnikunternehmen ihre Produkte an Krankenhäuser verkaufen, müssen sie zunächst häufig Sicherheitsfragebögen ausfüllen, um sicherzustellen, dass ihre Produkte den strengen Sicherheits- und Compliance-Standards der Krankenhäuser entsprechen. Diese Fragebögen schützen Patientendaten, gewährleisten die Einhaltung von Vorschriften, minimieren Integrationsrisiken, schaffen Vertrauen und bewerten die Widerstandsfähigkeit gegenüber Cyberangriffen. Die detaillierte Natur dieser Dokumente, die Beiträge aus verschiedenen Abteilungen erfordert, kann jedoch für die Medtech-Firmen erhebliche Herausforderungen darstellen, was zu Verzögerungen und einer hohen Belastung der Ressourcen führen kann.

Die KI-Expertinnen/Experten von theBlue.KI haben der MedTech-Firma apoQlar dabei geholfen, die bestehenden Herausforderungen zu bewältigen, indem sie eine innovative Lösung entwickelten. Diese Lösung basiert auf Generativer KI, verstärkt durch Retrieval Augmented Generation (RAG). theBlue.KI integrierte alle relevanten Unternehmensrichtlinien, die als PDF-Dateien vorlagen, sowie die technische Dokumentation aus Confluence in einen virtuellen Assistenten namens

Zippy. Zippy konnte präzise auf die Fragen antworten und dabei exakte Quellen, einschließlich Dokumentnamen und Seitenzahlen, angeben.

Die Implementierung erfolgte auf der sicheren Microsoft Azure Plattform. Hierbei kamen Azure OpenAI Services sowohl für den Einsatz der neuesten großen Sprachmodelle als auch für die Erstellung von Embeddings und ChromaDB als Vektordatenbank für effizientes Datenretrieval zum Einsatz. Die Architektur der Lösung ist in der untenstehenden Abbildung dargestellt.

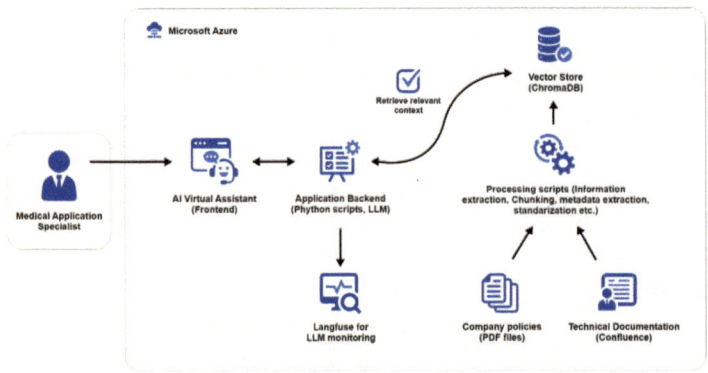

Abbildung 34: Veranschaulicht wird die Integration von firmeneigenen Daten mit großen Sprachmodellen (LLMs) unter Verwendung einer Retrieval Augmented Generation (RAG)-Architektur.

Die besonders wichtigen Teile waren:

Data Engineering

Die Erstellung eines effektiven RAG-basierten Systems erfordert die Optimierung verschiedener Schritte, insbesondere der Datenverarbeitung und – architektur. In unserem Projekt wurden Daten aus Confluence und verschiedenen statischen Dateien verarbeitet. Mit Hilfe von Langchain-Plugins haben wir die Confluence-Daten nahtlos integriert und mit zusätzlichen Metadaten angereichert. PDFs stellten jedoch eine Herausforderung dar, da sie unterschiedliche Formate und Strukturen aufwiesen. Um Skalierbarkeit zu gewährleisten, entwickelten wir eigene Skripte zur Datenextraktion, die darauf abzielten, kohärente Textstücke zu erzeugen und gleichzeitig zusätzliche Metadaten wie

Dokumentseiten zu extrahieren. Diese Metadaten ermöglichen es den Nutzerinnen und Nutzern, die genauen Quellen, die zur Beantwortung einer Frage verwendet wurden, zu überprüfen und Folgefragen zu stellen.

Prompt Engineering

Prompt Engineering war entscheidend für die Leistungsfähigkeit der Lösung. Es umfasste unter anderem das Erstellen von System-Prompts, die dem virtuellen Assistenten den entsprechenden Aufgaben-Kontext und die Einbindung der abgerufenen Chunks vermitteln, sowie die Sicherstellung, dass die Antworten ausschließlich auf relevantem Kontext basieren, um Halluzinationen zu minimieren. Es wurden zudem Guardrails implementiert, um das Modell auf relevante Themen zu fokussieren. Mechanismen zum Function Calling leiteten Gesprächsverläufe zu den entsprechenden Quellen weiter und erhöhten so die Relevanz und Genauigkeit des Systems. Wir untersuchten auch zusätzliche fortschrittliche Prompting-Techniken, wie die HyDE-Methode, um den Retrieval-Teil für komplexe Fragen zu verbessern.

LLM-Monitoring

Zur Überwachung der Systemleistung setzten wir LangFuse ein. Dieses Tool dient der Versionierung von Prompts und zur Nachverfolgung aller Modelltraces zu Debugging-Zwecken. LangFuse erfasst alle relevanten Schritte, einschließlich Chat-Verlauf, abgerufene Textchunks, Antworten, Function Calls, Fehler, Kosten und LLM-Latenz, um eine umfassende Überwachung und Analyse sicherzustellen.

Mehrwert und Erkenntnisse

Die Implementierung der KI-gesteuerten Lösung durch theBlue.KI hat sowohl greifbare als auch nicht greifbare Vorteile für die Betriebsabläufe von apoQlar gebracht. Die Vorteile zeigen sich beispielsweise in den folgenden Bereichen:

Zeit- und Kosteneffizienz

Die Zeit, die benötigt wurde, um Sicherheitsfragebögen auszufüllen, wurde erheblich verkürzt. Früher dauerte der Prozess etwa einen

Monat und erforderte den Einsatz von 8 – 10 Personen. Mit Zippy kann der Prozess in weniger als einer Woche abgeschlossen werden, wobei deutlich weniger Personen, hauptsächlich zur Überprüfung der Antworten, beteiligt sind. Durch die signifikante Reduzierung der für das Ausfüllen der Fragebögen aufgewendeten Zeit konnte das Unternehmen auch entsprechende Einsparungen bei den Arbeitskosten erzielen, da weniger Zeit aufgewendet werden musste.

Verbesserte Genauigkeit

Der KI-Assistent Zippy stellt sicher, dass die Antworten genau und konsistent sind, wodurch das Risiko von Fehlern, die zu Compliance-Problemen oder Reputationsschäden führen könnten, verringert wird.

Gesteigerte Produktivität und schnelleres Kunden-Onboarding

Die Mitarbeitenden können sich nun auf ihre Kernaufgaben konzentrieren, was zu einer gesteigerten Produktivität in verschiedenen Abteilungen geführt hat. Die Fähigkeit, Sicherheitsfragebögen schnell und präzise auszufüllen, hat den Kunden-Onboarding-Prozess beschleunigt, was die Kundenzufriedenheit erhöht und potenziell den Umsatz steigert. Die durchschnittliche Onboarding-Zeit wurde von 6 Wochen auf 2 Wochen reduziert, wodurch die Lösungen von apoQlar schneller in Krankenhäusern implementiert werden können.

Aus der Architektur haben wir einige wichtige Lehren gezogen, die für andere Unternehmen bei der Implementierung und Nutzung von Generativer KI, insbesondere in einer RAG, nützlich sein könnten:

- Erstens ist die Qualität der Eingangsdaten von entscheidender Bedeutung. In unserem Fall war es essenziell, alle relevanten Datenquellen zu sammeln und sicherzustellen, dass sie aktuelle Informationen enthalten. Die verwendete Dokumentation muss regelmäßig gepflegt und aktualisiert werden, damit die KI-Lösung stets auf die neueste Version der Daten zugreifen kann. Dies ist entscheidend, um die Genauigkeit und Relevanz der Ergebnisse sicherzustellen.

- Zweitens ist eine sorgfältige Datenaufbereitung notwendig. Zwar können RAG-Architekturen mit vorgefertigten Tools relativ schnell implementiert werden, doch ist die Qualität oft unzureichend, wenn die Daten nicht richtig vorbereitet wurden. Es ist wichtig, die Besonderheiten der Daten zu verstehen und eine geeignete Architektur zu entwickeln, die sicherstellt, dass die Daten korrekt verarbeitet und die wichtigsten Informationen extrahiert werden.

- Ein weiterer wichtiger Aspekt ist die Datensicherheit. Es muss sichergestellt werden, dass die Daten nur in sicheren Umgebungen verarbeitet werden, dass sie nicht an Dritte weitergegeben werden und dass die Verarbeitung in Übereinstimmung mit den geltenden Vorschriften erfolgt, wie etwa den Vorgaben zum Ort der Datenverarbeitung.

Ausblick

In den nächsten Schritten wollen wir den Einsatz von Generativer KI weiter ausbauen, insbesondere durch die automatische Bearbeitung verschiedener Fragebogenschemata. Da jede medizinische Einrichtung ihre Fragebögen in unterschiedlichen Formaten bereitstellt, planen wir, eine Funktion zu entwickeln, die es ermöglicht, den gesamten Fragebogen als Datei hochzuladen und automatisch Antworten mit entsprechenden Quellenangaben zu erhalten. Diese Antworten könnten dann direkt in die vom Krankenhaus bereitgestellten Dateien eingefügt werden.

Darüber hinaus sehen wir ein enormes Potenzial in der Automatisierung und Beschleunigung von Prozessen. Das bestehende Tool hat sich bereits bei Aufgaben wie der Vorbereitung auf interne und externe Audits als äußerst nützlich erwiesen. Wir sind davon überzeugt, dass Generative KI in der Lage sein wird, noch mehr manuelle Prozesse zu erleichtern, was die Effizienz im Gesundheitswesen und in Medtech-Unternehmen weiter steigern wird.

Fazit

Die Kooperation zwischen theBlue.KI und apoQlar verdeutlicht eindrucksvoll, wie Generative KI in der Lage ist, komplexe Dokumentationsprozesse grundlegend zu transformieren. Durch die erfolgreiche Implementierung dieser Technologie wurde ein neuer Maßstab für die

Bearbeitung von Sicherheitsfragebögen in der Medizintechnik gesetzt, was zu erheblichen Verbesserungen in Effizienz und Genauigkeit führte. Diese Entwicklung zeigt nicht nur das Potenzial von Generativer KI zur Optimierung und Weiterentwicklung bestehender Prozesse, sondern unterstreicht auch die Notwendigkeit, traditionelle Arbeitsabläufe kontinuierlich zu hinterfragen und anzupassen. Der Erfolg dieses Projekts legt nahe, dass Unternehmen, die frühzeitig auf solche Technologien setzen, langfristig wettbewerbsfähiger und flexibler auf die Herausforderungen des digitalen Zeitalters reagieren können.

Für Leserinnen und Leser, die mehr über maßgeschneiderte KI-Lösungen erfahren möchten oder ähnliche Herausforderungen angehen wollen, stehen wir gerne zur Verfügung. Zögern Sie nicht, uns zu kontaktieren:

Über theBlue.KI

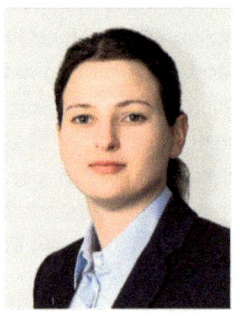

theBlue.KI ist ein führendes Unternehmen aus Hamburg, das sich auf die Entwicklung individueller und skalierbarer KI-Lösungen spezialisiert hat. Mit umfassender Expertise im Bereich der Generativen KI bietet theBlue.KI maßgeschneiderte Lösungen, die Unternehmen dabei helfen, ihre digitale Transformation zu beschleunigen und innovative Projekte effizient umzusetzen. Von der Konzeptphase bis zur vollständigen Implementierung unterstützt theBlue.KI seine Kundinnen und Kunden dabei, die Potenziale von KI optimal zu nutzen. Das Unternehmen verfügt über umfangreiche Erfahrung und arbeitet eng mit renommierten Partnerinnen und Partnern sowie Kundinnen und Kunden aus verschiedenen Sektoren wie Healthcare, Pharmazie und anderen zusammen, um nachhaltige und effektive KI-Projekte umzusetzen.

https://theblue.KI
contact@theblue.KI
Tel.: 040 280 56 248

theBlue.KI GmbH
Raboisen 32, 20 095 Hamburg

Quellen

1. Eckstein, J. (2023). Künstliche Intelligenz in der internistischen Versorgung. Die Innere Medizin, 64(11), 1017–1022.

2. Moy, S., Irannejad, M., Manning, S. J., Farahani, M., Ahmed, Y., Gao, E., Prabhune, R., Lorenz, S., Mirza, R., & Klinger, C. (2024). Patient Perspectives on the Use of Artificial Intelligence in Health Care: A Scoping Review. Journal of patient-centered research and reviews, 11(1), 51–62. https://doi.org/10.17294/2330-0698.2029.

3. Netherlands Patients Federation. (n.d.). Patient participation for the embedment of artificial intelligence in healthcare.

4. FMH & Ritter, A. (24. Januar 2024). Teilhabe braucht einen Dialog auf Augenhöhe. Schweizerische Ärztezeitung & Swiss Medical Forum, Ausgabe 4, S. 12–15.

5. Ischer, P. & Saas, C. (2019). Partizipation in der Gesundheitsförderung. Arbeitspapier 48. Bern und Lausanne: Gesundheitsförderung Schweiz.

6. Bundesamt für Gesundheit (BAG). (2019, November). Betroffene einbeziehen. Spectra, 125, S. 2–3. https://www.spectra-online.ch/de/spectra/ausgaben/betroffene-einbeziehen-138.html.

7. Schweizerische Akademie der Medizinischen Wissenschaften (SAMW). (2016). Patienten und Angehörige beteiligen. Swiss Academies Communications, Vol. 11, No 10.

8. Singh, H., Schiff, G. D., Graber, M. L., Onakpoya, I., & Thompson, M. J. (2017). The global burden of diagnostic errors in primary care. BMJ quality & safety, 26(6), 484–494.

9. Stacey, D., Hill, S., McCaffery, K., Boland, L., Lewis, K. B., & Horvat, L. (2017). Shared decision making interventions: theoretical and empirical evidence with implications for health literacy. In Health Literacy (pp. 263–283). IOS Press.

10. Hibbard, J. H. (2003). Engaging health care consumers to improve the quality of care. Medical care, 41(1), I-61.

11. Hudecek, M. F., Lermer, E., Gaube, S., Cecil, J., Heiss, S. F., & Batz, F. (2024). Fine for others but not for me: The role of perspective in patients' perception of artificial intelligence in online medical platforms. Computers in Human Behavior: Artificial Humans, 2(1), 100 046.

12. Zukunftsinstitut. (2021). Megatrend-Dokumentation (Vol. Konnektivität). Zukunftsinstitut GmbH.
    Hanna, T. (2023, September 13). Exploring Patient, Provider Perceptions of Healthcare KI. TechTarget. Retrieved August 14, 2024, from https://www.techtarget.com/healthtechanalytics/feature/Exploring-Patient-Provider-Perceptions-of-Healthcare-KI.

13. Banerjee, S., Alsop, P., Jones, L., & Cardinal, R. N. (2022). Patient and public involvement to build trust in artificial intelligence: a framework, tools, and case studies. Patterns, 3(6).

14. Gille, F., Jobin, A., & Ienca, M. (2020). What we talk about when we talk about trust: theory of trust for KI in healthcare. Intelligence-Based Medicine, 1, 100 001.
    Mucher, T. (2024, April 26). Building Trust in Healthcare KI. Memora Health. Retrieved September 8, 2024, from https://www.memorahealth.com/news/how-to-gKln-trust-in-healthcare-KI-from-patients-and-provider.
    Fera, B., & Wedel, H. (2024, June 6). Build trust in health care gen KI. Deloitte. Retrieved September 8, 2024, from https://www2.deloitte.com/us/en/insights/industry/health-care/consumer-trust-in-health-care-generative-KI.html.

15. Steerling, E., Siira, E., Nilsen, P., Svedberg, P., & Nygren, J. (2023). Implementing KI in healthcare—the relevance of trust: a scoping review. Frontiers in health services, 3, 1 211 150.

16. Lammons, W., Silkens, M., Hunter, J., Shah, S., & Stavropoulou, C. (2023). Centering public perceptions on translating KI into clinical practice: patient and public involvement and engagement consultation focus group study. Journal of medical Internet research, 25, e49 303.

17. Fuchs, M., Gerodetti, J., Gerngross, M., Tironi, Y., Casutt, M. & Nowacki, A. (2023). Partizipation von Jugendlichen in Projekten der Gesundheitsförderung. Leitfaden. Gesundheitsförderung Schweiz.

Effiziente Dienstplanung mit KI: Ein Use Case der LUKS-Gruppe

Ein Gastbeitrag von Michael Döring-Wermelinger, CNO LUKS Gruppe

Die Luzerner Kantonsspital (LUKS)-Gruppe, ein führender Krankenhausverbund in der Schweiz, hat sich der kontinuierlichen Verbesserung ihrer Dienstleistungen verschrieben und als erstes deutschsprachiges Krankenhaus das Kliniksoftware-System Epic eingeführt. Mit dem Einzug Künstlicher Intelligenz in verschiedene Geschäftsbereiche eröffneten sich neue Möglichkeiten. Durch die Zusammenarbeit mit Microsoft und den Einsatz von Polypoint smartPEP sowie der myPolypoint-App konnte die LUKS-Gruppe ihre Dienstplanung optimieren. Darüber hinaus hat das Spital mit der Einführung einer zunächst reinen KI-Anwendung eine solide Basis für viele weitere Generative KI-Anwendungen geschaffen, die sowohl von Mitarbeitenden als auch von Entscheidungsträgern einfacher akzeptiert, bewilligt und genutzt werden.

Ein großer Vorteil der intelligenten Dienstplanung liegt in der Fähigkeit der Generativen KI, umfangreiche Datenmengen in Echtzeit zu analysieren. Dies ermöglicht die Identifikation des optimalen Dienstplans für ein Behandlungsteam. Dabei berücksichtigt die Technologie verschiedene Parameter wie Personalverfügbarkeit, Qualifikationen und gesetzliche Anforderungen, was zu einer fairen und ausgewogenen Schichtverteilung führt.

Problemstellung

Die manuelle Erstellung von Dienstplänen im Gesundheitssektor ist häufig zeitintensiv und fehleranfällig, was suboptimale Schichtpläne und eine unausgewogene Arbeitsbelastung zur Folge haben kann. Vor der Einführung der KI-gestützten Dienstplanung hat die LUKS-Gruppe am Standort Luzern festgestellt, dass jährlich rund 35 Vollzeitstellen für die Dienstplanung erforderlich sind.

Lösung

Polypoints smartPEP ist keine Generative KI, sondern ein System im Bereich Optimization & Decision Science. Über die myPolypoint App können Mitarbeitenden ihre Dienstplanpräferenzen angeben, die bei der Planung möglichst berücksichtigt werden sollten. Zudem können sie ihre Dienstwünsche festhalten. Weitere Funktionen der App umfassen die Zeiterfassung, Zeitnachweise und Unterstützungstools für den Diensttausch. Die LUKS-Gruppe nutzt MS Teams von Microsoft intensiv für die Kommunikation und hat daher die myPolypoint App in MS Teams integriert, um den Mitarbeitenden einen Zugangskanal zu bieten. In smartPEP werden Vereinbarungen zwischen dem Planungsverantwortlichen und den Mitarbeitenden hinterlegt, die für die KI bei der Dienstplanung bindend sind. Anschließend errechnet smartPEP die optimale Dienstplangestaltung für den definierten Monat. Der Planungsverantwortliche kann diesen Plan entweder zurückweisen, akzeptieren oder nachbearbeiten.

Die Einführung der neuen Technologie erfolgte in mehreren Schritten. Zunächst wurden die Anforderungen und Bedürfnisse der LUKS-Gruppe sowie die Potenziale der KI untersucht. Im nächsten Schritt wurde eine Vorversion von smartPEP im Rahmen eines Proof of Concept mit dem Pflegeteam des 13. Stockwerks am Standort Luzern der LUKS-Gruppe getestet.

Daraufhin folgte die Implementierung der myPolypoint App, welche die eigenständige Erfassung der Präferenzen und Arbeitszeiten der Mitarbeitenden ermöglichte. Unmittelbar danach begann die Pilotphase mit der vollständig entwickelten smartPEP-Software, die in drei Pflegeteams getestet wurde – jedes Team bestehend aus etwa 60 Pflegekräften und mit komplexen Dienstplanungen betraut.

Nach der erfolgreichen Testphase wurde mit dem Rollout primär in den Pflegeabteilungen begonnen. Die LUKS-Gruppe umfasst rund 3800 Pflegekräfte und insgesamt über 8300 Mitarbeitende. Parallel zum Start des Rollouts wurden erste Workshops mit der Ärzteschaft für den ersten Piloten durchgeführt.

Mit der Einführung der Softwarelösung wird auch eine Standardisierung der Dienstplanungsregeln, wie z. B. die Vereinheitlichung der Dienstikonen, einhergehen.

Ergebnisse

Im Rahmen des Proof of Concept (PoC) konnte der Zeitaufwand innerhalb von drei Monaten von drei Tagen auf einen Tag pro Dienstplan reduziert werden. Schnell wurde deutlich, dass die geplante Implementierung der App durch die Eliminierung des Übertragungsaufwands verschiedener Daten durch Vorgesetzte und die Erhöhung der Eigenständigkeit der Mitarbeitenden, z. B. bei der Zeitstempelung, weitere Zeitersparnisse ermöglichen würde. Obwohl der PoC nur für drei Monate angesetzt war, überzeugten die Ergebnisse das Pflegeteam so sehr, dass sie eine nahtlose Fortführung der KI-unterstützten Dienstplanung wünschten. Die gesteigerte Qualität der Dienstplanung, die gerechtere Verteilung der Dienste und die Transparenz über zugängliche Daten führten zu einer höheren Mitarbeitendenzufriedenheit.

Die Einführung der App zeigte eine gute Benutzerfreundlichkeit ohne größeren Schulungsaufwand. Der Pilot an den drei Pflegestationen bestätigte die Ergebnisse des PoC. Auch hier konnte der anfängliche Planungsaufwand für die ersten beiden Monatspläne um 40 % reduziert werden, wobei die Zeitersparnis nun kontinuierlich ansteigt, sodass ähnliche Zielwerte wie im PoC erreicht werden können.

Eine interessante Erkenntnis sowohl im PoC als auch in der Pilotphase war, dass die Mitarbeitenden zunächst lernen mussten, ihre Präferenzen gezielter einzusetzen. In beiden Fällen führten die zunächst festgelegten Präferenzen zu suboptimalen Plänen, da sie sich gegenseitig behinderten. Schritt für Schritt passten die Mitarbeitenden daher ihre Präferenzen an oder reduzierten deren Anzahl, was zu raschen Verbesserungen der Monatspläne führte.

Die Planungsverantwortlichen berichteten bereits bei den ersten Planungen von einer erheblichen Entlastung. Entgegen den Erwartungen war der Widerstand gegen die Einführung der KI-unterstützten Dienstplanung in den primären Pflegeabteilungen gering, und die hohe Bereitschaft, sich auf die neue Technologie einzulassen, erleichterte die Einführung erheblich. Diese Bereitschaft resultierte aus der vorherigen Einführung der Kliniksoftware Epic, die einen tiefgreifenden Wandel für das Unternehmen darstellte. Insbesondere im Pflegebereich wurde diese Veränderung sehr positiv wahrgenommen. Die damalige Umstellung wurde von zahlreichen Maßnahmen begleitet, um das

Pflegepersonal auf diesen Digitalisierungsschub vorzubereiten. Dies ebnete den Weg für weitere Digitalisierungsschritte erheblich. Zudem profitierte das Projekt von einem bemerkenswert störungsfreien Verlauf, der das Vertrauen aller Nutzerinnen und Nutzer in die Lösung stärkte.

Mehrwert

Die Implementierung der KI-unterstützten Dienstplanung hat sowohl quantitativ als auch qualitativ positive Effekte gezeigt. Das System erstellt verschiedene Dienstplanoptionen und identifiziert die optimale Lösung. Dadurch profitieren die Mitarbeitenden von einer kontinuierlich verbesserten Einsatzplanung, was zu höherer Zufriedenheit führt. Das neue System ermöglicht es den Mitarbeitenden zudem, ihre Arbeitszeiten aktiv mitzugestalten, was eine ausgeglichenere Work-Life-Balance fördert. Neben der Reduktion der Zeit für die Planerstellung selbst wird durch Standardisierung ebenfalls zunehmend Zeit eingespart, die direkt der Patientenversorgung zugutekommt.

Bereits im Rollout-Stadium konnte eine durchgehende Aufwandreduktion von 40 % erreicht werden, was in der Endphase einem Volumen von rund 15 Vollzeitstellen für die Luzerner Standorte des Unternehmens entspricht. Sollte sich die Aufwandreduktion des Proof of Concept bestätigen, wird die Reduktion etwa 60 – 70 % betragen, entsprechend circa 20 Vollzeitstellen oder einem Lohnvolumen von ungefähr CHF 2 Millionen pro Jahr.

Lehren

Die Implementierung von KI-Technologien erfordert sorgfältige Planung und die aktive Einbindung der Mitarbeitenden. Es ist entscheidend, die Vorteile klar zu kommunizieren und umfassende Schulungen anzubieten, um die Mitarbeitenden optimal vorzubereiten und eventuelle Bedenken auszuräumen. Ebenso wichtig sind die fortlaufende Anpassung und Optimierung der Systeme, um maximale Vorteile zu erzielen. Dabei sollte jedoch vermieden werden, unternehmensspezifische Lösungen zu bevorzugen; stattdessen sollten Standards implementiert werden, die universell einsetzbar sind. Dies ermöglicht eine kontinuierliche Weiterentwicklung und Verbesserung der Software durch Inputs aus einer größeren Anwendergemeinschaft.

Die LUKS-Gruppe konnte beweisen, dass eine gut durchdachte und sorgfältig umgesetzte Einführung von KI-Technologie nicht nur die Effizienz steigern, sondern auch die Zufriedenheit der Mitarbeitenden erhöhen kann. Im Nachhinein zeigte sich, dass eine Standardisierung der Dienstplanung im Vorfeld sowie eine Bereinigung des Systems die Durchführung des Projekts noch effizienter gemacht hätten. Allerdings wäre dadurch der Nutzen des Projektergebnisses erheblich später eingetroffen und die Effizienzgewinne wären hauptsächlich in unterstützenden Bereichen und nicht in den Anwendendenbereichen angefallen.

Ausblick

Die LUKS-Gruppe befindet sich derzeit in der Phase des Rollouts für alle Pflegestationen an sämtlichen Unternehmensstandorten. Im Anschluss werden weitere Berufsgruppen und Organisationseinheiten wie die Ärzteschaft, Therapien oder Gastronomie einbezogen. Das Ziel ist eine umfassende Anwendung der Technologie.

Gleichzeitig plant die LUKS-Gruppe, den Einsatz von KI zu intensivieren und auf weitere Geschäftsbereiche auszuweiten. Neben der Dienstplanung werden auch Projekte im Rahmen der Kliniksoftware Epic, in der Logistik und vielen weiteren Bereichen vorangetrieben. Diese Systeme sollen nicht nur die Effizienz erhöhen, sondern auch die Qualität der Versorgung von Patientinnen und Patienten verbessern und die Arbeitsbedingungen der Mitarbeitenden erleichtern. Besonders im Fokus steht die Entwicklung prädiktiver Analysetools, die dabei helfen sollen, Ressourcen optimal zu planen und Engpässe zu vermeiden.

Fazit

Eine zielgerichtete, professionell aufbereitete Anwendung von KI bzw. Generativer KI führt zu einer relevanten Qualitäts- und Effizienzsteigerung. Damit können in diesem Fall Zeitressourcen von Fachexpertinnen/ Fachexperten – Pflege, Ärztinnen/Ärzten, Therapeutinnen/Therapeuten – ihren ursprünglichen Tätigkeitsfeldern zurückgeführt werden. Dies vor dem Hintergrund eines ausgeprägten Fachkräftemangels. Die deutliche Reduktion der Planungszeit und die Zufriedenheitssteigerung und das Empowerment der Mitarbeitenden zeigen das Potenzial von Generativen KI-Technologien eindrücklich auf, wenn diese richtig implementiert und kontinuierlich optimiert werden.

Wie eingangs erwähnt, handelt es sich bei der hier vorgestellten App bislang noch um klassische Künstliche Intelligenz und weniger um Generative KI. Die Erfahrungen, die das Projektteam sowie alle Mitarbeitenden gemacht haben, lassen sich jedoch ideal auf weitere Generative KI-Projekte anwenden. Das gesamte Spital hat im Rahmen dieses Projektes viel gelernt und somit eine solide Basis für weitere Generative KI-Anwendungen gelegt. Dabei sind nicht nur die Erfahrungen innerhalb der Projektgruppe relevant, sondern vor allem auch die positiven Erfahrungen, die die Mitarbeitenden mit der KI gemacht haben. Dank der ersten positiven „Begegnungen" mit KI, sind die Mitarbeitenden auch für weitere Generative KI-Anwendungen aufgeschlossen und der Widerstand, der sonst zum Teil spürbar ist, wird reduziert.

Über den Autor

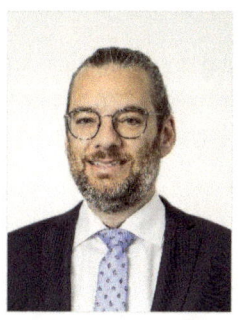

Michael Döring-Wermelinger schloss 1996 seine Ausbildung zum Pflegefachmann ab und spezialisierte sich daraufhin auf Intensivpflege. Zunächst in der Intensivpflege und später auch im allgemeinen Pflegebereich, übernahm er verschiedene Führungsrollen und ist heute als Chief Nursing Officer (CNO) der LUKS-Gruppe tätig. Michael Döring-Wermelinger besitzt einen Master of Advanced Studies in Health Care Management von der Zürcher Fachhochschule (ZFH). Er wohnt in Alberswil (LU), ist verheiratet und hat zwei erwachsene Söhne. Seine neueste Herausforderung ist die Erziehung einer jungen Hündin namens Flo.

Kontaktinformationen

Für weitere Informationen oder Fragen stehen wir Ihnen gerne zur Verfügung. Kontaktieren Sie uns unter info@luks.ch oder besuchen Sie uns unter www.luks.ch.

Prozessoptimierung in der Medikamentenentwicklung: Ein revolutionärer Ansatz für personalisierte Medizin

Ein Gastbeitrag von Martin Adam,

Generative KI transformiert das Gesundheitswesen grundlegend, indem sie neue Daten erzeugt und komplexe Muster erkennt. Dies führt zu erheblichen Verbesserungen in der medizinischen Bildgebung, Diagnostik, Arzneimittelforschung und personalisierten Medizin. Der Markt für Generative KI im Gesundheitssektor wächst rasant: Prognosen von Allied Market Research (2023) zufolge könnte er bis 2032 auf 30,4 Milliarden US-Dollar ansteigen, bei einer jährlichen Wachstumsrate von 34,9 %. Diese Entwicklung bringt jedoch auch ethische und rechtliche Herausforderungen mit sich, die adressiert werden müssen.

Problemstellung

Traditionelle Methoden der Arzneimittelentwicklung sind zeitaufwendig und kostspielig, mit einer durchschnittlichen Entwicklungszeit von 10 – 15 Jahren und Kosten von über einer Milliarde US-Dollar pro Medikament (DiMasi et al., 2016).

Lösungsansatz

Insilico Medicine, ein führendes Unternehmen im Bereich KI-gestützter Arzneimittelentwicklung, setzt Generative KI ein, um den Prozess der Medikamentenentdeckung und – entwicklung zu revolutionieren. Das Unternehmen nutzt fortschrittliche generative Modelle, um potenzielle Wirkstoffkandidaten zu identifizieren und zu optimieren.

Implementierung

Insilico Medicine implementierte eine KI-Plattform namens GENTRL (Generative Tensorial Reinforcement Learning), die generative Modelle mit Reinforcement Learning kombiniert. Diese Plattform wurde verwendet, um neue Moleküle für die Behandlung von Fibrose zu entwerfen. Die größte Herausforderung bestand darin, das KI-System so zu trainieren, dass es die komplexen Regeln der Medikamentenchemie und – biologie berücksichtigt. Um diese Herausforderung zu bewältigen, integrierte Insilico Medicine große Mengen an Forschungsdaten und arbeitete dabei eng mit Experten aus verschiedenen Bereichen der Pharmakologie zusammen. Die GENTRL-Plattform wurde mit Millionen von Molekülstrukturen und deren bekannten biologischen Aktivitäten trainiert. Zusätzlich wurden komplexe Algorithmen entwickelt, um die chemische Synthese und die potenzielle Toxizität der generierten Moleküle zu bewerten. Ein entscheidender Aspekt der Implementierung war die Entwicklung eines iterativen Feedbacksystems. Dieses System ermöglichte es, die Vorhersagen des KI-Modells kontinuierlich mit experimentellen Daten abzugleichen und das Modell entsprechend anzupassen. Zhavoronkov et al. (2019) beschreiben diesen Prozess als „geschlossenen Kreislauf der KI-gestützten Arzneimittelentwicklung", der die Effizienz und Genauigkeit der Wirkstoffsuche erheblich verbessert. Darüber hinaus setzte Insilico Medicine auf eine Multi-Objective-Optimierung, bei der nicht nur die Wirksamkeit, sondern auch andere wichtige Faktoren wie Bioverfügbarkeit und potenzielle Nebenwirkungen berücksichtigt wurden. Dies ermöglichte die Identifizierung von Wirkstoffkandidaten mit einem ausgewogenen Profil hinsichtlich Wirksamkeit und Sicherheit (Sellwood et al., 2018).

Ergebnisse

In einer bahnbrechenden Studie gelang es Insilico Medicine, innerhalb von nur 21 Tagen neue Moleküle für die Behandlung von Fibrose zu identifizieren (Zhavoronkov et al., 2019). Der gesamte Prozess von der Zielfindung bis zum präklinischen Kandidaten dauerte nur 18 Monate, während der Branchendurchschnitt bei 3 bis 5 Jahren liegt. Die Effizienz des KI-gestützten Ansatzes zeigte sich nicht nur in der Geschwindigkeit, sondern auch in der Qualität der identifizierten Wirkstoffkandidaten. Von den 30 computergenerierten Molekülen, die synthetisiert und getestet wurden, zeigten sechs in biochemischen Assays eine signifikante Aktivität gegen das Zielprotein. Zwei dieser Verbindungen wiesen eine hohe Aktivität in zellulären Tests auf und eine davon zeigte günstige pharmakokinetische Eigenschaften in Mäusen. Darüber hinaus demonstrierte die Studie die Fähigkeit der KI, neuartige chemische Strukturen zu generieren. Einige der identifizierten Moleküle wiesen Strukturmerkmale auf, die in bekannten Medikamenten selten oder gar nicht vorkommen, was das Potenzial für echte Innovation in der Arzneimittelentwicklung unterstreicht (Zhavoronkov et al., 2019).

Mehrwert

Der Einsatz Generativer KI hat den Prozess der Arzneimittelentwicklung drastisch beschleunigt und die Kosten erheblich reduziert. Darüber hinaus ermöglicht die Technologie die Erforschung eines viel größeren chemischen Raums, was die Wahrscheinlichkeit erhöht, neuartige und effektive Wirkstoffkandidaten zu entdecken. Die Kosteneffizienz des KI-gestützten Ansatzes ist bemerkenswert. Schätzungen zufolge könnte der Einsatz von KI in der Arzneimittelentwicklung die Kosten um bis zu 70 % reduzieren und die Entwicklungszeit um 30 – 50 % verkürzen (Deloitte, 2023). Dies hat das Potenzial, den Zugang zu innovativen Therapien zu demokratisieren und die Entwicklung von Medikamenten für seltene Krankheiten wirtschaftlich attraktiver zu machen. Ein weiterer bedeutender Mehrwert liegt in der Fähigkeit der KI, komplexe biologische Systeme zu modellieren. Dies ermöglicht ein tieferes Verständnis von Krankheitsmechanismen und potenziellen Nebenwirkungen bereits in frühen Entwicklungsstadien. Lim et al. (2022) zeigten, dass KI-basierte Modelle die Vorhersage von Arzneimittelinteraktionen und unerwünschten Nebenwirkungen signifikant verbessern können, was zu sichereren Medikamenten führt.

Lehren

Die Erfahrungen von Insilico Medicine zeigen, dass der erfolgreiche Einsatz von Generativer KI in der Arzneimittelforschung eine enge Zusammenarbeit zwischen KI-Experten und Pharmakologen erfordert. Entscheidend ist das KI-System mit hochwertigen, relevanten Daten zu trainieren und die Ergebnisse sorgfältig zu validieren. Zudem ist es wichtig, ethische Richtlinien für den Einsatz von KI in der Arzneimittelentwicklung zu etablieren, um potenzielle Risiken zu minimieren. Die Etablierung ethischer Richtlinien für den Einsatz von KI in der Arzneimittelentwicklung ist von entscheidender Bedeutung, um das Vertrauen der Öffentlichkeit zu gewinnen und potenzielle Risiken zu minimieren. Bender und Cortés-Ciriano (2021) betonen die Notwendigkeit transparenter und erklärbarer KI-Modelle in der Arzneimittelforschung. Sie schlagen vor, dass alle KI-generierten Vorhersagen von menschlichen Experten überprüft und validiert werden sollten, bevor sie in den Entwicklungsprozess einfließen. Ein weiterer wichtiger Aspekt ist der Schutz sensibler Patientendaten, die für das Training der KI-Modelle verwendet werden. Rigby (2023) empfiehlt die Implementierung robuster Daten-schutzprotokolle und die Verwendung von Techniken wie Federated Learning, bei denen die Modelle dezentral trainiert werden, ohne dass sensible Daten den geschützten Bereich verlassen müssen. Um ethische Bedenken hinsichtlich der Fairness und Repräsentativität von KI-Modellen zu adressieren, schlagen Chen et al. (2024) vor, diverse Datensätze zu verwenden, die verschiedene ethnische Gruppen und Untergruppen von Patientinnen bzw. Patienten repräsentieren. Dies könnte dazu beitragen, Voreingenommenheiten in der Arzneimittel-entwicklung zu reduzieren und die Entwicklung von Medikamenten zu fördern, die für eine breitere Bevölkerung wirksam sind.

Ausblick

Insilico Medicine plant, seine KI-Plattform weiter zu verfeinern und auf andere Krankheitsbereiche auszuweiten. Das Unternehmen arbeitet auch an der Integration von Quantencomputing-Technologien, um die Leistungsfähigkeit seiner KI-Systeme weiter zu steigern.

Schlussfolgerung

Der Einsatz Generativer KI in der Arzneimittelforschung hat das Potenzial, den gesamten Prozess der Medikamentenentwicklung zu revolutionieren. Dies könnte zu einer schnelleren Verfügbarkeit neuer Therapien für Patientinnen und Patienten sowie zu einer Senkung der Gesundheitskosten führen. Gleichzeitig müssen ethische und regu-latorische Rahmenbedingungen weiterentwickelt werden, um den verantwortungsvollen Einsatz dieser Technologie zu gewährleisten. Die Implementierung der vorgeschlagenen ethischen Richtlinien, ein-schließlich transparenter KI-Modelle, robuster Datenschutzprotokolle und der Verwendung diverser Datensätze, wird entscheidend sein, um das volle Potenzial der Generativen KI in der Arzneimittelentwicklung zu realisieren. Diese Maßnahmen werden dazu beitragen, das Vertrauen der Öffentlichkeit zu stärken und sicherzustellen, dass die Vorteile der KI-gestützten Arzneimittelforschung allen Bevölkerungsgruppen zugutekommen.

Über den Autor

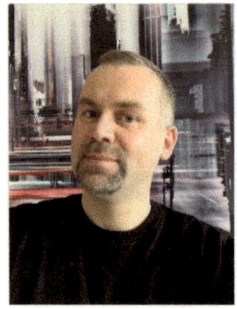

Der Autor ist Forscher und Experte im Bereich Big Data im Gesundheitswesen. Er forscht an der Mediadesign Hochschule in enger Kooperation mit dem Bundesamt für Materialforschung (BAM). Seine Expertise an der Schnittstelle von Digitalität und Materialität im Gesundheitssektor macht ihn zu einer wichtigen Stimme in der Diskussion über den Einsatz Generativer KI in der Medizin.

Kontakt: m.adam@mediadesign.de

Quellen

1. Allied Market Research (2023) Generative AI in Healthcare Market Outlook – 2032. Bender, A. and Cortés-Ciriano, I. (2021).

2. Artificial intelligence in drug discovery: what is realistic, what are illusions? Part 1: Ways to make an impact, and why we are not there yet', Drug Discovery Today, 26(2), pp. 511–524.

3. Chen, L., et al. (2024) ‚Ensuring fairness and diversity in AI-driven drug discovery', Nature Machine Intelligence, 6(3), pp. 245–253.

4. Deloitte (2023) ‚The future of AI in pharmaceutical research and development', Deloitte Insights.
   DiMasi, J.A., Grabowski, H.G. and Hansen, R.W. (2016) ‚Innovation in the pharmaceutical industry: New estimates of R&D costs', Journal of Health Economics, 47, pp. 20–33.

5. Lim, H., et al. (2022) ‚Predicting drug-drug interactions through attentive multi-view graph auto-encoders', Bioinformatics, 38(4), pp. 1041–1047.

6. Rigby, M.J. (2023) ‚Ethical Considerations for AI in Drug Discovery: Balancing Innovation and Patient Privacy', Journal of Medical Ethics, 49(6), pp. 423–429.

7. Sellwood, M.A., et al. (2018) 'Artificial intelligence in drug discovery', Future Medicinal Chemistry, 10(17), pp. 2025–2028.

   Zhavoronkov, A. et al. (2019) 'Deep learning enables rapid identification of potent DDR1 kinase inhibitors', Nature Biotechnology, 37(9), pp. 1038–1040.

Die KI „Alzi" führt Menschen durch den Demenz-Dschungel

Ein Gastbeitrag von Martin Mühlegg, demenzworld

Problemstellung

Eine Demenz-Diagnose stellt das Leben auf den Kopf. Deshalb brauchen Betroffene und Angehörige in den verschiedenen Phasen der Krankheit schnell und niederschwellig Information und Vernetzung. Die Realität sieht leider anders aus: Menschen mit Demenz und ihre Angehörigen sprechen oft von einem „Dschungel", der sehr mühsam zu durchdringen sei. Es sei schwierig, passende Angebote und Hilfeleistungen zu finden. Hinzu kommen notwendige und oft mühsame Kontakte zu Behörden, Versicherungen, Banken usw. Das alles erschwert den Alltag und mindert die Lebensqualität.

Hier setzt demenzworld an – mit den Websites demenzworld.com (zentrale Anlaufstelle im Netz), demenzjournal (Online-Magazin) und demenzwiki.com (Online-Lexikon). Hinzu kommen die Veranstaltungsreihe Demenz Meets („Leichte Stunden zum schweren Thema"), ein Facebook-Forum (Austausch) und mehrere Social-Media-Kanäle. Doch auch hier braucht es mehr Übersicht, denn die Besucher dieser Websites und Veranstaltungen finden die geeigneten Informationen und Angebote nicht immer auf Anhieb.

Erschwerend kommt hinzu, dass die Hilfesuchenden oft gar nicht wissen, wonach sie suchen sollten – weil sie die Angebote und die entsprechenden Stichworte nicht kennen. Mehrere Studien belegen, dass die überwiegende Mehrheit der Angehörigen und Betroffenen große Wissenslücken hat. Das liegt in erster Linie an der Stigmatisierung der Krankheit. Sie hält die Menschen davon ab, sich zu informieren. Um diesen Teufelskreis zu durchbrechen, braucht es clevere Lösungen und neue Ansätze.

Lösungsansatz

Der Vorstand des Vereins demenzworld hat im Sommer 2024 beschlossen, Generative KI für seine Angebote einzusetzen. Generative KI kann den Besuchern der Website, den Hilfesuchenden und auch den Betreibern selbst große Vorteile verschaffen:

- Klassische Suchmaschinen wie Google und die internen Suchmaschinen bestehender Demenz-Websites liefern zu viele irrelevante Ergebnisse. Mit komplexen Anfragen und Problemstellungen, wie sie im Zusammenhang mit Demenz immer wieder auftauchen, sind die klassischen Suchmaschinen oft überfordert. Die Generative KI bietet hier eine bessere Performance.

- Die Symptome, der Verlauf der Krankheit und die Bedürfnisse von Menschen mit Demenz sind sehr individuell. Generative KI kann in einfühlsamer Sprache auf diese Bedürfnisse eingehen und maßgeschneiderte Informationen liefern.

- Generative KI entwickelt sich weiter. Durch die tägliche „Arbeit" und den Austausch mit dem Zielpublikum wird die KI immer besser und optimiert so die Angebote von demenzworld.

- Die Auswertung der Anfragen und Rückmeldungen der KI-Nutzerinnen und – Nutzer liefert den Content-Verantwortlichen von demenzworld wichtige Informationen. Diese helfen, die Probleme und Bedürfnisse des Zielpublikums zu erkennen und das Angebot anzupassen und zu verbessern.

Aus diesen Gründen soll der Chatbot „Alzi" ab Oktober 2024 die Besucherinnen und Besucher der Websites informieren, beraten und zu den passenden Angeboten führen. „Alzi" soll als zentrales Element der verschiedenen Websites prominent platziert werden. Die Generative KI ist das neue Aushängeschild der demenzworld. „Alzi" trägt dazu bei, die so wichtige niederschwellige Vermittlung von Demenz-Wissen zu fördern und zu verbessern.

Im gigantischen globalen Netz finden sich tausende von Demenz-Plattformen mit Millionen von Unterseiten. Wie auch in anderen Bereichen weisen die meisten davon erhebliche Qualitätsmängel auf, rund ein Drittel verbreitet gar falsche oder zumindest zweifelhafte Informationen. Dem Vorstand der demenzworld war es daher von

Anfang an ein Anliegen, dass die Generative KI ihre Informationen nur von ausgewählten und seriös kuratierten Websites bezieht – in erster Linie von jenen, die zur demenzworld-Familie gehören.

Eine interne Arbeitsgruppe mit Vertretern aus Vorstand, Redaktion, IT und Marketing mit Sophie Hundertmark als externe Beraterin wurde zu diesem Thema ins Leben gerufen. Auf technischer Sicht haben wir uns für die Software-as-a-Service Lösung von Botsonic entschieden.

Implementierung

Das Konzept von Botsonic kommt den Anliegen von demenzworld entgegen. Mit Sources, Guidelines, Workflows, Actions und weiteren Kategorien gibt es eine ganze Reihe von Möglichkeiten, den Chatbot zu steuern und mit zuverlässigen Informationsquellen zu versorgen. Der Autor dieser Zeilen nutzte Generative KI bisher nur als Instrument bei der redaktionellen Arbeit. Bis vor drei Monaten hatte er keinerlei Erfahrung mit dem Innenleben und der Steuerung von Generativer KI. Dennoch gelang es ihm mit der freundlichen Unterstützung von Sophie Hundertmark innerhalb weniger Tage, „Alzi" mit den notwendigen Informationen zu versorgen.

Ein wichtiger Pfeiler der Steuerung ist eine Liste von Stichworten, nach denen das Zielpublikum häufig sucht. Diese Stichworte lassen sich unter anderem auf Google Analytics, Google Search Console und den Statistiken unserer Websites herauslesen. Die einzelnen Stichworte haben wir dann mit den Links zu den passenden Unterseiten der demenzworld versehen (Spreadsheet). So weiß „Alzi", auf welche Quellen er zurückgreifen und welches Wissen er ausgeben soll. Weitere wichtige Einstellungen und Vorgaben sind: vorformulierte FAQs (unter Sources/FAQs), zuverlässige Websites (Sources/Links), Aufbau der Antwort und Kommunikationsstil (Guidelines). Auch KI-unerfahrene Personen werden mit Botsonic schnell zurechtkommen, da das Handling intuitiv ist und bei Schwierigkeiten nützliche Anleitungen in Text und Video bereitstehen.

Ein wichtiges Kriterium bei der Integration ist die Kompatibilität. Auch hier erhält Botsonic gute Noten. Unser IT-Spezialist konnte den Chatbot ohne externen Support und innerhalb weniger Stunden in unsere WordPress-Websites integrieren.

Mehrwert und Lehren

Zum Zeitpunkt, da ich diese Zeilen schreibe, ist der Chatbot „Alzi" erst seit zehn Tagen online. Eine detaillierte Qualitätsanalyse werden wir nach einer Testphase vornehmen. Da wir „Alzi" Mitte Oktober auf dem wichtigsten deutschsprachigen Demenz-Kongress in Fürth vorstellen durften, haben wir bereits einige Rückmeldungen erhalten. An unserem Stand luden wir die Besucher ein, „Alzi" zu befragen und sich mit ihm zu unterhalten. Er machte seine Aufgabe als Demenz-Berater und – Lotse sehr gut. Das fast durchgehend aus Experten bestehende Publikum war beeindruckt und findet es wichtig und hilfreich, dass wir als erster Anbieter im Bereich Demenz Generative KI zugänglich machen. Den Fachleuten leuchtet es ein, dass Generative KI in diesem Bereich wertvolle und wichtige Unterstützung bieten kann.

Anderen Anwendern, die Generative KI ihren Kunden und somit der Öffentlichkeit zugänglich machen wollen, empfehlen wir eine sorg-fältige Aufbereitung ihrer Informationen und Quellen. Je mehr Zeit man in das Erstellen und Auflisten von Stichworten, Quellen, Guidelines und FAQs investiert, desto besser wird das Resultat sein. Als kleine Non-Profit-Organisation verfügen wir über beschränkte personelle Ressourcen und werden in den kommenden Wochen und Monaten nachlegen müssen. Dank des durchdachten und benutzerfreundlichen Aufbaus der Botsonic-Lösung ist das Verhältnis zwischen Aufwand und Ertrag sehr gut.

Ausblick

demenzworld wird in naher Zukunft die Generative KI „Alzi" weiter mit Informationen und Anweisungen füttern. Die Resultate einer Qualitätsanalyse werden wir in den Ausbau und die Optimierung einfließen lassen. Angedacht ist, dass wir die Generative KI auch in unser E-Learning integrieren werden – zum Beispiel, wenn es um die Kommunikation mit Menschen mit Demenz geht.

Im deutschen Sprachraum leben über zwei Millionen Menschen mit Demenz. Da auch das familiäre und weitere Umfeld der Erkrankten von den Auswirkungen der Krankheit betroffen ist, benötigen bereits heute 10 bis 20 Millionen Menschen Zugang zu Informationen, Wissen und Vernetzung. Mit zunehmendem Alter steigt das Risiko, an einer

Demenz zu erkranken. In den kommenden zwei bis drei Jahrzehnten werden die Babyboomer in dieses kritische Alter kommen. Falls kein wirksames Medikament gegen Alzheimer & Co. gefunden wird, ist mit einer Zunahme der Erkrankungen um den Faktor 1,5 bis 2 zu rechnen.

Schon jetzt halten Generative KI, Robotik, Informatik und weitere Techniken in verschiedenen Bereichen der Demenz-Betreuung und – Pflege Einzug. Der Einsatz dieser Techniken wird in Zukunft noch viel wichtiger werden – zumal für die Pflege und Betreuung immer weniger Angehörige und Profis zur Verfügung stehen (die Familien sind kleiner geworden, und es besteht Personalnot in der Pflege). Die Frage ist längst nicht mehr, ob wir diese Techniken wollen oder nicht. Die Frage ist, in welchem Rahmen sie genutzt werden. Bei der Weiterentwicklung solcher Angebote müssen ethische Überlegungen eine wichtige Rolle spielen, da Menschen mit Demenz und ihre Angehörigen sehr schützenswerte und sensible Anwender sind.

Fazit

Mit dem Chatbot „Alzi" hat demenzworld im Herbst 2024 Generative KI in ihre verschiedenen Websites integriert. „Alzi" soll Menschen mit Demenz, Angehörige und Interessierte informieren, beraten und zu den richtigen Angeboten führen. Die technische und inhaltliche Integration funktionierte sehr gut, und erste Rückmeldungen von Expertinnen bzw. Experten sowie Betroffenen sind positiv. Da der Launch erst zehn Tage vor dem Redaktionsschluss dieses Buches erfolgte, gibt es noch keine detaillierte Qualitätsanalyse. Diese werden wir in den kommenden Wochen vornehmen – ihre Resultate sollen in die Optimierung und Weiterentwicklung von „Alzi" und weiteren Angeboten der demenzworld einfließen.

Über den Autor

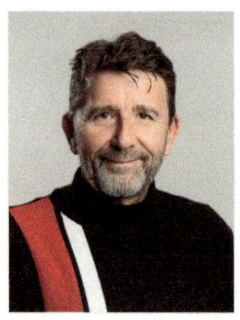

Martin Mühlegg (*1965) ist Journalist, Kulturvermittler und Lebensmittelingenieur. Er ist Redaktionsleiter und Vorstandsmitglied bei demenzworld und hilft bei der Betreuung seiner demenzkranken Mutter. Er schreibt seit 20 Jahren in verschiedenen Publikationen über Demenz und initiierte die Plattformen demenzjournal und demenzwiki. Früher leitete er ein Kulturzentrum und war Redaktor der „Südostschweiz" und des „Tages-Anzeigers". Er schreibt am liebsten über Menschen, Soziales, Gesundheit, Kultur und Natur.

Über demezworld

demenzworld ist ein gemeinnütziger Verein mit Sitz in Bern. Er betreibt mehrere Plattformen für Menschen mit Demenz, Angehörige und Interessierte. demenzworld informiert, klärt auf, vernetzt und entstigmatisiert.

Kontakt:

Martin Mühlegg | Redaktionsleiter demenzworld | mmu@demenzworld.com

demenzworld | co/LINDEN 3 L AG | Weyermannsstrasse 36 | CH-3008 Bern

www.demenzworld.com | www.demenzwiki.com | www.demenzjournal.com | www.demenzmeets.org

Ablehnungen von Versicherungsforderungen effizient abwickeln

Abgelehnte Versicherungsforderungen führen im Gesundheitswesen zu erheblichen finanziellen Verlusten, da der Berufungsprozess aufwendig und ressourcenintensiv ist. Generative KI kann diesen Prozess durch die Automatisierung von Aufgaben wie der Datensuche, der Extraktion von Patientendaten und der Erstellung von Berufungsschreiben effizienter gestalten, wobei der menschliche Faktor zur Validierung entscheidend bleibt. Die Implementierung dieser Technologie bietet Krankenhäusern und Versicherern Vorteile wie Umsatzrückgewinnung, Effizienzsteigerung und Kostenreduktion, wobei der langfristige Erfolg von einer ausgewogenen Integration von Automatisierung und menschlicher Kontrolle abhängt.

Problem

Im Gesundheitswesen führen abgelehnte Versicherungsforderungen oft zu erheblichen finanziellen Verlusten. Sowohl in den USA als auch in Ländern wie Deutschland und der Schweiz ist der Prozess, nach einer Ablehnung eine Berufung einzureichen, aufwendig und ressourcenintensiv. Ein Großteil der Ablehnungen könnte erfolgreich angefochten werden, jedoch fehlt es häufig an Zeit, Personal und klaren Begründungen. Dies führt zu:

- Zeitverlust durch manuelle Überprüfung von Patientenakten und Richtlinien.
- Finanzielle Verluste durch ungenutzte Berufungschancen.
- Ineffizienzen durch aufwendige administrative Prozesse.

Lösung

Die Automatisierung des Berufungsprozesses durch den Einsatz von Generativer KI bietet sich als innovative Maßnahme zur Kosten- und Zeiteinsparung an. Generative KI kann verschiedene Aufgaben im Berufungsprozess übernehmen:

1. **Abrufen von Versicherungsrichtlinien und Leitlinien:** Automatische Identifikation der relevanten Informationen aus einer großen Menge an Versicherungsrichtlinien.

2. **Extraktion von Patientendaten:** Durch extraktive Algorithmen können unstrukturierte medizinische Daten (Arztberichte, Laborergebnisse etc.) schnell analysiert und aufbereitet werden.

3. **Erstellung des Berufungsschreibens:** Die generierte KI nutzt die gesammelten Informationen, um ein maßgeschneidertes Berufungsschreiben zu erstellen.

Der Einsatz von Generativer KI bei Berufungen bietet zahlreiche Vorteile, ersetzt jedoch nicht den menschlichen Faktor. Um potenzielle Risiken wie Fehlinterpretationen von Ablehnungsgründen zu vermeiden, müssen Menschen weiterhin für die Validierung der Ergebnisse verantwortlich sein. Dabei sind die folgenden Aspekte zu beachten:

- Zeitintensive Aufgaben wie Datensuche und – extraktion lassen sich mit Generativer KI schneller und einfacher bewältigen.

- Eine menschliche Überprüfung der generierten Berufungsschreiben, um Fehler zu vermeiden, ist (zumindest heute noch) unabdingbar.

- Da die Technologie auf sensible Gesundheitsdaten zugreift, muss der Schutz dieser Daten stets gewährleistet sein. Dies erfordert die strikte Einhaltung von Datenschutzvorgaben (z. B. DSGVO in Europa, DSG in der Schweiz).

Mehrwert

Die Einführung von Generativer KI in den Berufungsprozess bringt signifikante Vorteile für Krankenhäuser, Arztpraxen und Versicherer:

- **Umsatzrückgewinnung:** Erhöhung der Wahrscheinlichkeit erfolgreicher Berufungen, was zu mehr Rückerstattungen führt.

- **Effizienzsteigerung:** Der Berufungsprozess wird drastisch beschleunigt. Sowohl einfache als auch komplexe Fälle können schneller bearbeitet werden, wodurch sich die Arbeitslast der Mitarbeitenden reduziert.

- **Kostenreduktion:** Durch die Automatisierung verringern sich die Verwaltungskosten und Ressourcen können für wertschöpfendere Tätigkeiten genutzt werden.

Ausblick

Der Einsatz von KI-Technologien im Gesundheitswesen wird in den kommenden Jahren weiter zunehmen. Neben der Automatisierung von Berufungsprozessen können ähnliche Technologien auch in anderen administrativen Bereichen implementiert werden. Langfristig könnte eine vollständig integrierte, KI-gestützte Infrastruktur dazu beitragen, den gesamten Abrechnungs- und Berufungsprozess zu digitalisieren, die Effizienz zu steigern und Fehler zu minimieren. Die Herausforderung wird darin bestehen, die richtige Balance zwischen Automatisierung und menschlicher Kontrolle zu finden, um Qualität und Genauigkeit sicherzustellen.

Hohe technische Hürden bei der Modellentwicklung überwinden

Die Entwicklung von Modellen im Gesundheitswesen erfordert derzeit umfassende technische Expertise, was für Fachkräfte ohne fundierte technische Kenntnisse eine Hürde darstellt. Generative KI kann diesen Prozess durch die Vereinfachung der Benutzeroberflächen und automatisierte Prozesse zugänglicher machen, wodurch Fachkräfte ohne technisches Know-how in die Lage versetzt werden, Modelle zu erstellen und zu optimieren. Dies führt zu verbessertem Wissensmanagement, einer Erhöhung des Entwicklungsdurchsatzes und der Reduzierung von Kosten, während langfristig eine breitere Nutzung von KI im Gesundheitswesen zu Effizienzsteigerungen und besseren Ergebnissen in der Patientenversorgung beitragen könnte.

Problem

Die Entwicklung neuer Modelle im Bereich der Lebenswissenschaften und des Gesundheitswesens erfordert derzeit ein hohes Maß an technischer Expertise. Tätigkeiten wie Datenexploration, Feature Engineering, Modelltraining und – bewertung sind oft komplex und schwer zugänglich für Fachleute aus dem Gesundheitswesen, die möglicherweise nicht über tiefgreifende technische Kenntnisse verfügen. Die technischen Anforderungen an die Benutzeroberflächen stellen eine Barriere für medizinisches Fachpersonal dar, das gleichzeitig die Praxisrelevanz und Genauigkeit der Modelloutputs sicherstellen muss. Dieser Mangel an technischer Zugänglichkeit behindert die volle Nutzung der Potenziale von KI in diesem Bereich.

Lösung

Generative KI kann den Zugang zur Modellentwicklung im Gesundheitswesen erheblich erleichtern, indem technische Hürden abgebaut und der Prozess vereinfacht wird. Die wichtigsten Maßnahmen sind:

1. **Empowerment der Fachkräfte:** Durch die Lernfähigkeit und die Anpassung von Generativer KI auf Basis von iterativem Feedback können maßgeschneiderte Modelle erstellt werden, die den spezifischen Bedürfnissen der Fachkräfte entsprechen.

Die kontinuierliche Verbesserung der Modelle durch Hinzufügen neuer Trainingsdaten erhöht die Genauigkeit und Relevanz.

2. **Vereinfachung der Modellentwicklung:** Generative KI kann den Entwicklungsprozess durch intuitive Benutzeroberflächen und automatisierte Prozesse stark vereinfachen. Dadurch werden Hürden, die durch das Design der Benutzeroberfläche entstehen, minimiert, und auch Fachkräfte ohne technische Vorkenntnisse können Modelle entwickeln und verbessern.

3. **Verbesserte Ausrichtung und Genauigkeit:** Generative KI nutzt verstärkendes Lernen (Reinforcement Learning), um Entscheidungen durch Trial-and-Error zu optimieren und Modelloutputs zu validieren. Dadurch werden typische Herausforderungen der KI, wie falsche Schlussfolgerungen oder Mehrdeutigkeiten, minimiert und die Übereinstimmung der Modelle mit den Bedürfnissen der Fachkräfte erhöht.

In Bereichen wie medizinischen oder pharmazeutischen Labors könnte die falsche Ausführung von Verfahren auf Grundlage fehlerhafter KI-Modelle schwerwiegende Konsequenzen haben. Unzuverlässige Modelle könnten ungenaue Experimente, ineffiziente Ressourcennutzung oder sogar regulatorische Probleme verursachen. Die Zuverlässigkeit von KI-Systemen ist daher von entscheidender Bedeutung.

Generative KI bietet Werkzeuge, die die Transparenz erhöhen, indem Einblicke in den gesamten Datenverarbeitungsprozess, einschließlich der Vorbereitungsphasen, gegeben werden. Diese Transparenz stärkt das Vertrauen in die Genauigkeit und Zuverlässigkeit der Modelloutputs und fördert die Akzeptanz der KI-Systeme in der gesamten Organisation.

Mehrwert

Die Demokratisierung der Modellentwicklung durch Generative KI bietet erhebliche Vorteile:

1. **Verbesserter Zugang zu institutionellem Wissen:** Generative KI kann dabei helfen, den Wissensverlust innerhalb der Organisation zu verringern, indem es Wissen zugänglich macht, auch wenn Mitarbeitende das Unternehmen verlassen. So bleibt domänenspezifisches Wissen für alle nutzbar.

2. **Steigerung des Entwicklungsdurchsatzes:** Fachexpertinnen und Fachexperten können durch Generative KI eigenständig Modellversuche und – entwicklung vorantreiben, indem sie ihre Erkenntnisse über Abläufe, Reagenzien und Geräte in einem umfassenden Format zusammenfassen und nutzen.

3. **Kostenmanagement:** Der Einsatz von Generativer KI befähigt Mitarbeitende, an der Modellentwicklung teilzunehmen, wodurch die Abhängigkeit von spezialisierten technischen Expertinnen und Experten und die damit verbundenen Kosten reduziert werden.

Ausblick

Die Demokratisierung der KI-gestützten Modellentwicklung durch Generative KI könnte die gesamte Landschaft des Gesundheitswesens nachhaltig verändern. Mit KI, die auch für nicht-technisches Personal zugänglich ist, können Organisationen effizienter und flexibler agieren. Gleichzeitig wird der Bedarf an technischer Unterstützung verringert und der Wissensaustausch innerhalb der Institutionen verbessert. Die langfristige Einführung dieser Systeme könnte zu einer breiteren Nutzung von KI im Gesundheitswesen führen, da diese Technologie nicht nur die Effizienz steigert, sondern auch die Ergebnisse in der Patientenversorgung verbessern könnte.

Überlastung durch administrative Aufgaben – E-Mail-Flut bewältigen

Hausärztinnen/Hausärzte und andere primäre Versorger verbringen einen Großteil ihrer Zeit mit administrativen Aufgaben, wie der Verwaltung von E-Mails und Patientenakten, was oft zu Überlastung und Burnout führt. Generative KI kann diesen Prozess effizienter gestalten, indem sie routinemäßige Nachrichten priorisiert, komplexe klinische E-Mails zusammenfasst und relevante Muster zur Verbesserung der Patientenversorgung erkennt. Dies reduziert die administrative Belastung, verbessert die Reaktionszeiten und steigert die Patientenzufriedenheit, wobei es entscheidend bleibt, eine Balance zwischen Automatisierung und menschlicher Kontrolle sicherzustellen, um genaue Entscheidungen zu gewährleisten.

Problem

Im Gesundheitswesen verbringen viele Hausärztinnen bzw. Hausärzte und primäre Versorger einen Großteil ihrer Zeit mit administrativen Aufgaben anstatt mit der direkten Patientenversorgung. Durch den verstärkten Umstieg auf elektronische Patientenakten, neuer regulatorischer Bestimmungen, und der zunehmenden Anzahl von E-Mails im Posteingang der Ärztinnen und Ärzte, insbesondere seit der COVID-19-Pandemie, sind Ärztinnen und Ärzte und andere Fachkräfte zunehmend überlastet. Diese Entwicklung trägt erheblich zum sogenannten „Burnout" unter Fachkräften bei, da immer mehr Zeit für die Bearbeitung administrativer Aufgaben und weniger für die Patientenbetreuung aufgewendet werden kann.

Lösung

Generative KI kann als effizientes Werkzeug zur Verwaltung von E-Mails im Gesundheitswesen eingesetzt werden. Durch den Einsatz von KI können die folgenden Aufgaben automatisiert und erleichtert werden:

1. **Priorisierung der Nachrichten im Posteingang:** KI kann routinemäßige Nachrichten (z. B., Rezeptanforderungen, Terminplanung) automatisch überprüfen und einfachere Aufgaben delegieren.

2. **Nachrichtenassistent:** Komplexe klinische Nachrichten können von der KI zusammengefasst und für die Überprüfung durch die Ärztin bzw. den Arzt vorbereitet werden. Die KI kann sogar Entwürfe für Antworten auf Basis früherer Nachrichten und Patientendaten erstellen.

3. **Analysen:** KI kann Muster in den Nachrichten erkennen, die auf negative Patientenerfahrungen oder Unzufriedenheit hinweisen, und dadurch wichtige Einblicke liefern, die für Verbesserungen der Patientenversorgung genutzt werden können.

Der Einsatz von Generativer KI zur Verwaltung von E-Mails erfordert die Verarbeitung großer Mengen sensibler Patientendaten, einschließlich medizinischer Vorgeschichten und Diagnosen. Dabei ist es unerlässlich, dass die Daten streng nach geltenden Datenschutzgesetzen geschützt werden, um rechtliche und finanzielle Konsequenzen zu vermeiden.

Wenn KI fehlerhafte oder ungenaue Informationen in Nachrichten verarbeitet oder zusammenfasst, kann dies zu falschen medizinischen Entscheidungen führen. Aus diesem Grund bleibt es entscheidend, dass Ärztinnen und Ärzte die letztendliche Verantwortung für die Überprüfung und Freigabe solcher Nachrichten tragen.

Mehrwert

Die Integration von Generativer KI in das Management von E-Mails bietet mehrere Vorteile für das Gesundheitswesen:

1. **Unterstützung der Fachkräfte:** KI-gestützte Systeme reduzieren die administrativen Aufgaben der Fachkräfte und ermöglichen es ihnen, sich stärker auf die Patientenversorgung zu konzentrieren. Dies mindert die Arbeitsbelastung und das Burnout-Risiko.

2. **Schnellere Reaktionszeiten:** Durch eine effizientere Bearbeitung der Nachrichten können Patientenbedürfnisse als auch Triagen schneller und effizienter erfüllt werden, was nicht nur zu einer besseren Patientenerfahrung, sondern auch zu besseren gesundheitlichen Ergebnissen führen kann.

3. **Patientenzufriedenheit:** Durch die Analyse von Nachrichten im großen Stil können häufige Probleme und Unzufriedenheiten in der Patientenerfahrung identifiziert werden. Dies ermöglicht proaktive Maßnahmen zur Verbesserung der Kommunikation und der allgemeinen Patientenversorgung.

Ausblick

Der Einsatz von Generativer KI zur Verwaltung von E-Mails bietet enorme Chancen zur Effizienzsteigerung und Qualitätsverbesserung. Mit zunehmender Verbreitung dieser Technologie können Gesundheitsorganisationen die Verwaltung von Routineaufgaben automatisieren, ohne dabei die Qualität der Patientenversorgung zu beeinträchtigen. Der Schlüssel liegt darin, die richtige Balance zwischen Automatisierung und menschlicher Überprüfung zu finden, um sicherzustellen, dass Entscheidungen auf verlässlichen und genauen Informationen basieren.

Komplexität der Einhaltung regulatorischer Compliance reduzieren

Die Einhaltung ständig wechselnder Vorschriften ist für global tätige Pharmaunternehmen aufwendig und teuer, da unterschiedliche gesetzliche Rahmenbedingungen und hohe Bußgelder bei Nichteinhaltung eine Herausforderung darstellen. Generative KI kann diesen Prozess unterstützen, indem sie regulatorische Texte effizient verarbeitet, dabei unterstützt, Dossiers an Behörden schneller zu verfassen, die Notwendigkeit externer rechtlicher Unterstützung verringert und das finanzielle Risiko minimiert. Der Einsatz dieser Technologie führt zu einer signifikanten Kostenreduktion, verbessert die globale Compliance und ermöglicht langfristig ein effizientes Wachstum durch schnellere Anpassung an neue Vorschriften.

Problem

Die Einhaltung der sich ständig ändernden Vorschriften in verschiedenen geografischen Regionen ist für Pharmaunternehmen eine aufwendige und kostspielige Aufgabe. Trotz erheblicher Investitionen in rechtliche Unterstützung ist die Einhaltung der Vorschriften oft nur schwer zu erreichen. Dies gilt insbesondere für Unternehmen, die global tätig sind und unterschiedliche gesetzliche Rahmenbedingungen erfüllen müssen. Verstöße gegen diese Vorschriften können zu hohen Bußgeldern führen, unabhängig von den Bemühungen zur Sicherstellung der Compliance. Zudem ist der Prozess der Dossiererstellung bei den Behörden aufwendig und zeitintensiv. Jeder Tag, um den sich die Zulassung verzögert, ist ein weiterer Tag, an dem ein Medikament Patientinnen und Patienten nicht zur Verfügung steht.

Lösung

Generative KI kann die regulatorische Compliance unterstützen und verbessern, indem sie große Mengen an regulatorischen Dokumenten aus verschiedenen Ländern effizient verarbeitet. Die wichtigsten Maßnahmen umfassen:

1. **Verarbeitung von Texten:** Generative KI kann Vorschriften für spezifische Zwecke aus Tausenden von Seiten regulatorischer Texte extrahieren und die Einhaltung der Vorschriften erleichtern.

Darüber hinaus kann Generative KI dabei helfen, Dossiers für Behörden wie die Federal Drug Association, die European Medical Association oder Swissmedic, die heute mühsam aus Dokumenten in Templates kopiert werden müssen, schneller zu erstellen, indem relevante Inhalte extrahiert und automatisiert in die entsprechenden Templates eingefügt werden.

2. **Transformation des Ökosystems für rechtliche Unterstützung:** Durch die Übernahme der mühsamen und detaillierten Verarbeitung von Vorschriften kann Generative KI die Notwendigkeit externer Rechts- und Compliance-Unterstützung verringern.

3. **Verringerung finanzieller Risiken:** Der Einsatz von Generativer KI zur Unterstützung der regulatorischen Compliance kann das finanzielle Risiko, das mit der Nichteinhaltung von Vorschriften verbunden ist, erheblich reduzieren.

Generative KI-Modelle können Ergebnisse liefern, die schwer zu interpretieren sind, was es schwierig macht, die Outputs zu validieren und die zugrunde liegende Logik den Aufsichtsbehörden zu erklären.

Auch wenn regulatorische Anforderungen variieren, bleibt der Datenschutz im Umgang mit personenbezogenen Gesundheitsdaten von größter Bedeutung. Es besteht das Risiko, dass nicht anonymisierte Daten unsachgemäß offengelegt werden.

Modelle, die für die Extraktion von Compliance-Faktoren trainiert wurden, können anfällig für „Halluzinationen" sein, d. h. für die Ausgabe von scheinbar korrekten Informationen, die in Wirklichkeit falsch sind. Eine menschliche Validierung bleibt daher ein entscheidendes Element zur Gewährleistung der Zuverlässigkeit.

Mehrwert

Der Einsatz von Generativer KI zur Einhaltung von Vorschriften bietet erhebliche Vorteile:

1. **Kostenreduktion:** Die Verarbeitung regulatorischer Dokumente und das KI-unterstütze Erstellen von Dossiers durch Generative KI verringert den Bedarf an menschlichen Ressourcen für zeitaufwendige Aufgaben und sorgt dafür, das Compliance-Vorgaben schneller eingehalten werden können, wobei gleichzeitig die

Compliance-Kosten gesenkt werden, da kein zum Teil teures Risiko entsteht.

2. **Wachstumspotenzial:** Wenn die regulatorische Compliance durch Generative KI über verschiedene geografische Regionen hinweg überschaubar wird, können Unternehmen ihre Geschäftstätigkeiten sicher global ausbauen.

Ausblick

Mit Generativer KI als Tool zur Unterstützung der Erstellung von Dossiers für Behörden und zur Einhaltung regulatorischer Compliance können Unternehmen im Gesundheitswesen ihre operativen Effizienzen erheblich steigern und gleichzeitig die finanziellen Risiken minimieren. Langfristig könnte der Einsatz dieser Technologie die Abhängigkeit von externen Beratern reduzieren und es Unternehmen ermöglichen, sich schneller an neue Vorschriften anzupassen. Dies bietet Potenzial für globales Wachstum und eine nachhaltige Kostenreduktion in einem sich ständig ändernden regulatorischen Umfeld.

Weitere Use Cases

Generative KI Anwendung	**Optimierung der Lieferkette** → Nutzung von Generativer KI, um Simulationen, Modellierungen und datengesteuerte Erkenntnisse zu erstellen.	**Personalisierte Unterstützung für Patientinnen und Patienten** → Unterstützung von Fachkräften bei der Beantwortung von Patientenanfragen.
Problem	Lieferketten beinhalten viele Beteiligte und Abhängigkeiten, was die Komplexität erhöht. Hohe Komplexität erschwert Effizienz, Belastbarkeit und Kostenkontrolle.	Patientinnen und Patienten müssen oft lange Zeit in Warteschleifen oder anderen Systemen verbringen. Ein hohes Volumen an Patientenanfragen erfordert eine hohe Anzahl an Fachkräften.
Rolle Generativer KI	Sagt potenzielle Störungen voraus. Erleichtert die Szenarioanalyse in digitalen Umgebungen. Unterstützt bei der umfassenden Lieferantenbewertung.	Verkürzt die Antwortzeit basierend auf den individuellen Bedürfnissen jeder Patientin bzw. jedes Patienten. Unterstützt Fachkräfte durch Zusammenfassen von Fragen und Bereitstellung von Antworten.
Wert/ Nutzen	Reagiert schnell auf sich ändernde Marktdynamiken. Unterscheidet zwischen Störungen und „Lärm". Trifft optimierte Entscheidungen, um Kosten zu senken und die betriebliche Effizienz zu steigern.	Steigert die Kundenzufriedenheit durch kürzere Bearbeitungszeiten und erhöhte Effizienz. Verbesserte Produktivität der Fachkräfte. Senkung der Kosten. Erkennt häufige Probleme und hilft bei strategischen Entscheidungen für Kostenträger und Leistungserbringern.

Tabelle 5: Anwendungsfälle Generativer KI im Bereich Supply Chain Management und Patienteninteraktion.

Quellen

https://www2.deloitte.com/us/en/pages/consulting/articles/gen-KI-use-cases.html, Seite 97ff.

https://www2.deloitte.com/us/en/pages/life-sciences-and-health-care/articles/generative-KI-in-healthcare.html.

10. KAPITEL

Die Zukunft der patientenzentrierten Versorgung mit Generativer KI

Effizienzsteigerung in der Patientenversorgung durch Generative KI

Generative KI wird die Patientenversorgung revolutionieren, indem sie administrative Aufgaben automatisiert und medizinisches Personal entlastet, wodurch sich dieses stärker auf die direkte Betreuung konzentrieren kann. Die Technologie ermöglicht personalisierte Behandlungspläne, optimiert klinische Entscheidungsfindung und verbessert die Medikamentenentwicklung sowie die Diagnostik durch präzise Datenanalysen. Vernetzte Pflegeeinheiten und Videomedizin werden in Zukunft eine zentrale Rolle spielen, indem sie eine kontinuierliche Überwachung und effiziente Kommunikation zwischen Patientinnen und Patienten sowie Gesundheitsdienstleistern sicherstellen. Trotz des Potenzials gibt es noch Herausforderungen wie Datenschutz, ethische Fragen und die Integration in bestehende Gesundheitssysteme, die es zu lösen gilt.

Generative KI wird in den kommenden Jahren die administrative Arbeit in der Patientenbetreuung grundlegend verändern. Sie ermöglicht eine erhebliche Automatisierung administrativer Aufgaben wie Terminplanung, Abrechnung und Dokumentation. Dies führt nicht nur zu einer Entlastung des medizinischen Personals, sondern auch zu einer spürbaren Senkung der Gesundheitskosten. Gesundheitsdienstleister können sich dadurch stärker auf ihre Kernaufgabe – die direkte Patientenversorgung – konzentrieren oder sich in ihrem oder einem anderen Spezialgebiet weiterbilden (1).

Ein zentrales Anwendungsfeld ist die automatisierte Erstellung von klinischen Dokumentationen wie Operationsberichten, Entlassungsberichten oder klinischen Notizen. Diese werden direkt in die elektronische Patientenakte integriert, um einen reibungslosen und effizienten Arbeitsablauf zu gewährleisten. Darüber hinaus werden mittels Generativer KI Pflege- und Behandlungspläne automatisch generiert werden, was sowohl Ärztinnen und Ärzten als auch Pflegekräften mehr Zeit für die Betreuung der Patientinnen und Patienten ermöglicht. Generative KI bietet hier das Potenzial, Behandlungspläne präziser und individueller zu gestalten. Anhand umfassender Gesundheitsdaten, einschließlich genomischer Informationen und sozialer Gesundheitsfaktoren, kann KI personalisierte Behandlungs- und Pflegestrategien entwickeln, die exakt auf die Bedürfnisse der einzelnen Patientin bzw. des einzelnen

Patienten abgestimmt sind (2). Die Generative KI analysiert dabei die elektronische Patientenakte, einschließlich genetischer Daten sowie die Krankengeschichte einer Patientin bzw. eines Patienten, möglicherweise sogar Daten von Wearables, und schlägt auf dieser Basis optimale Therapien vor.

Ein weiteres potenzielles Einsatzfeld Generativer KI ist die prädiktive Analyse von Krankheitsverläufen und Behandlungsergebnissen. Durch die Analyse großer Datenmengen kann Generative KI dem medizinischen Fachpersonal wertvolle Einblicke geben, um bestimmte medizinische Ereignisse vorherzusehen und frühzeitig entsprechende Maßnahmen zu ergreifen. Generative KI wird darüber hinaus als Entscheidungshilfe für komplexe klinische Entscheidungen verwendet werden, beispielsweise bei der Identifizierung von Risikopatienten oder der Auswahl optimaler Behandlungsstrategien für kritische Zustände wie Sepsis. Dies erhöht nicht nur die Wirksamkeit der Behandlung, sondern reduziert auch das Risiko von Nebenwirkungen. Voraussetzung dafür ist jedoch, dass diese Daten kontinuierlich digitalisiert, homogenisiert und für Ärztinnen bzw. Ärzte sowie für Forschende zugänglich gemacht werden. Zudem müssen Patientinnen und Patienten ihre Daten freigeben, um von einer personalisierten Medizin profitieren zu können.

Vernetzte Pflegeeinheiten und die Rolle der Telemedizin

Bis 2030 könnten klassische Pflegeheime durch ein Netzwerk spezialisierter, kleinerer Pflegeeinheiten und Heimbetreuungseinrichtungen ersetzt werden, die mithilfe von KI-Systemen miteinander verbunden sind. Angehörige können sich ein Echtzeitbild über die medizinische Lage ihrer Familienangehörigen machen und diese so besser unterstützen. Diese Entwicklung verspricht eine Reduzierung von Wartezeiten sowie eine deutliche Steigerung der Effizienz. Die Telemedizin wird in diesem neuen System eine zentrale Rolle spielen, indem sie die Kommunikation zwischen den verschiedenen Einheiten und den „Bewohnern" sicherstellt.

Generative KI wird (neben anderen Technologien) auch die Patientenüberwachung in Echtzeit ermöglichen (3). Durch kontinuierliche Datenanalyse werden personalisierte Erkenntnisse gewonnen, die präventive Maßnahmen oder rechtzeitige medizinische Interventionen unterstützen können, bevor sich der Gesundheitszustand einer Patientin oder eines Patienten verschlechtert. Ein KI-gesteuertes Überwachungssystem könnte z. B. die Herzfrequenz und den Blutdruck einer Patientin bzw. eines Patienten in Echtzeit analysieren und automatisch eine Warnung an die behandelnde Ärztin bzw. den behandelnden Arzt senden, wenn Anomalien erkannt werden. Die Technologie wird auch entscheidend sein, wenn es darum geht, Patientinnen und Patienten aus der Notfallstation auf die Allgemeinstation zu verlegen, ohne dabei ein Risiko einzugehen bzw. um zu frühzeitigen Entlassungen vorbeugen oder Entlassungen frühzeitiger zu ermöglichen und so Kosten einzusparen. Generell wird Generative KI die Genauigkeit der Patientenbetreuung verbessern und diese auf verschiedene medizinische Praxisbereiche übertragbar machen. Zudem wird sie in mobilen Apps, Wearables und Überwachungsgeräten zur Förderung von Wellness und gesundem Verhalten durch personalisierte Hinweise eingesetzt – nicht nur für Patientinnen und Patienten, sondern auch für überlastete Fachkräfte.

Virtuelle Gesundheitsassistenten und Chatbots

Virtuelle Gesundheitsassistenten, unterstützt durch Generative KI, stellen eine innovative Ergänzung zur Telemedizin dar. Sie bieten ebenfalls personalisierte Gesundheitsberatung, oft über mobile Apps, wie beispielsweise „Ada". Diese Assistenten analysieren die Symptome der Nutzerinnen und Nutzern und geben auf Basis der Antworten individuelle Empfehlungen. Sie sind insbesondere für Menschen ohne unmittelbaren Zugang zur medizinischen Versorgung von großem Wert.

KI-Modelle werden schon bald als autonome persönliche Assistenten fungieren, die bestimmte Aufgaben für uns übernehmen, z. B. die Koordination der medizinischen Versorgung, den automatisierten Wechsel in die für uns günstigere Krankenkasse oder die Lieferung der benötigten Medikamente via Drohne.

Dies ermöglicht eine effiziente, niederschwellige Versorgung, insbesondere für Patientinnen und Patienten mit eingeschränktem Zugang zu medizinischen Dienstleistungen. Patientenanfragen werden zudem zunehmend durch Chatbots oder personalisierte Gesundheitsassistenten bearbeitet, was den administrativen Aufwand weiter verringert. Bots können sich auf das Sprachniveau des Gegenübers anpassen, dessen Gefühlslage und Stimmung erkennen und darauf eingehen. Auch die Gesundheitserziehung kann direkt vom Bot übernommen werden. Durch sogenanntes „Nudging" – Anstöße, die zu bestimmten Handlungen führen sollen – werden Patientinnen und Patienten angehalten, ihr Verhalten anzupassen.

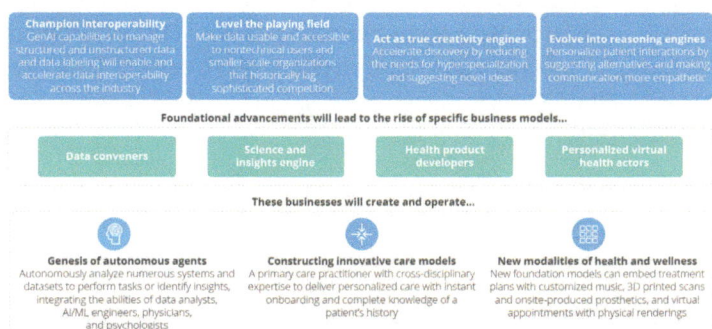

Abbildung 35: Autonome Assistenten, innovative Pflegemodelle und individuelle Behandlungspläne werden die Versorgung der Zukunft prägen (16).

Generative KI in der Medikamentenentwicklung

Generative KI spielt eine zunehmend zentrale Rolle in der Arzneimittelforschung und – entwicklung. Durch innovative Ansätze wie In-Silico-Tests und Molekül-Design ermöglicht sie die schnellere Identifizierung vielversprechender chemischer Verbindungen. Diese „in Silico"-Methoden simulieren Laborprozesse (siehe dazu auch im Kapitel „Generative KI in der (klinischen) Forschung" die Beschreibung zu BioNeMo und AlphaFold) und reduzieren den zeitlichen Aufwand von Monaten auf Wochen, was die Medikamentenentwicklung signifikant beschleunigt.

Ein weiteres Schlüsselelement der Generativen KI ist die Optimierung großer Moleküle und biologischer Vektoren. Generative KI hilft dabei, die Struktur und Funktion komplexer Moleküle präzise vorherzusagen, was zur Entwicklung fortschrittlicherer biologischer Medikamente und Therapien führt (4, 5, 6). Dadurch können individuelle Behandlungen effizienter gestaltet werden, was vor allem für seltene oder komplexe Krankheitsbilder von großem Vorteil ist.

Ein besonders vielversprechender Anwendungsbereich ist die Nutzung synthetischer Daten in klinischen Studien (7). Mithilfe von KI-generierten Simulationen können klinische Studien deutlich beschleunigt werden, indem die Abhängigkeit von großen Patientenkohorten beispielsweise durch den Einsatz synthetischer Daten reduziert wird (siehe dazu Kapitel „Generative KI in der (klinischen) Forschung"; 8, 9). Gleichzeitig trägt dies zum Schutz der Privatsphäre der Patientinnen und Patienten bei. Diese Entwicklung könnte insbesondere die Medikamentenentwicklung für seltene Krankheiten revolutionieren, deren Erforschung bisher aufgrund hoher Kosten oder komplexer Anforderungen als unwirtschaftlich galt.

Generative KI unterstützt auch die Analyse von Patientendaten. Sie identifiziert gezielt Untergruppen von Patientinnen und Patienten, die auf bestimmte Therapien besonders gut ansprechen, und ermöglicht so eine personalisierte Anpassung von Medikamenten. Dies führt zu präziseren und effektiveren Behandlungsstrategien, die auf den individuellen Bedarf jeder Patientin bzw. jedes Patienten zugeschnitten sind.

Kurzum bieten Generative KI-Modelle ein enormes Potenzial, den Prozess der Arzneimittelentwicklung zu beschleunigen. Sie simulieren die Interaktionen zwischen potenziellen Wirkstoffen und biologischen Zielen, wodurch die Notwendigkeit für physische Tests in der Anfangsphase reduziert wird. Dies ermöglicht eine schnellere Identifikation vielversprechender Verbindungen und beschleunigt den Fortschritt in der präklinischen und klinischen Forschung erheblich.

Generative KI in der Herstellung und Auslieferung von Medikamenten

Generative KI hält auch Einzug in die Produktion und den Vertrieb sowie in die Auslieferung und Bedarfsplanung von Medikamenten. Dazu werden beispielsweise Industrieroboter mit entsprechenden maschinellen Modellen aufgerüstet. In großen Fabriken werden für die Medikamentenherstellung schon heute z. B. cloudbasierte Lösungen der Firma Amazon Web Services in Kombination mit (Generativer) KI eingesetzt. Dadurch können Herstellungsprozesse in Echtzeit überwacht werden, um diese dann zu optimieren. So kann die Produktivität erhöht und Ausfälle vermindert werden. Generative KI hat zudem das Potenzial, Produktionsprozesse zu beschleunigen, indem sie eine optimale chemische Synthese oder Formulierung vorschlägt. Was Lieferketten betrifft, kann Generative KI den Materialbedarf besser vorhersagen oder eine ideale Routenplanung für den Transport von Medikamenten zu Apotheken und Spitälern vorschlagen. Wo und wann Medikamente genau benötigt werden, lässt sich ebenso vorhersagen, wenn die entsprechenden Daten vorliegen, die für die Berechnung eines solchen Modells essenziell sind.

Verbesserte medizinische Bildgebung und Diagnostik

Zusätzlich zur Medikamentenentwicklung wird Generative KI auch die medizinische Bildanalyse, etwa bei MRTs, CT-Scans oder Röntgenbildern, maßgeblich verbessern. Durch ihre Fähigkeit, Auffälligkeiten genauer zu erkennen, hilft sie Ärztinnen und Ärzten sowie Radiologinnen/Radiologen, Krankheiten schneller zu diagnostizieren, insbesondere in Notaufnahmen, wo oft keine Radiologin bzw. kein Radiologe sofort verfügbar ist (10, 11). Diese erhöhte Genauigkeit ist besonders in Bereichen wie der Onkologie, Pneumologie oder Neurologie von großer Bedeutung, in denen die Früherkennung entscheidend für den Behandlungserfolg sein kann. Generative KI wird zudem Gesundheitsorganisationen dabei helfen, Krankheitsausbrüche frühzeitig vorherzusagen und Ressourcen zu mobilisieren, um die globalen Auswirkungen zu minimieren.

Synergie zwischen Generativer KI und Quantencomputern

Durch die Kombination von Quantencomputern und Generativer KI kann die Lösung komplexer biomedizinischer Probleme, wie die Modellierung komplexer Proteinstrukturen oder die Entwicklung neuer Medikamente, beschleunigt werden. Zudem könnten Quantencomputer die Datenverarbeitung von Generativer KI beschleunigen und so zu besseren Medikamentendesigns und Diagnosemethoden führen. Konkrete Use Cases gilt es hier allerdings noch zu finden.

Humanoide Roboter und KI-gesteuerte Interaktionen

Humanoide Roboter, die mit großen Sprachmodellen (LLMs) ausgestattet sind, haben das Potenzial, die Gesundheitsversorgung zu revolutionieren, insbesondere in der Betreuung von älteren oder immobilisierten Patientinnen und Patienten. Diese Roboter, wie beispielsweise „Pepper 2.0" (12), werden nicht nur Routineaufgaben übernehmen, sondern auch eine kontinuierliche Überwachung und direkte Interaktion mit Patientinnen und Patienten ermöglichen. Dazu gehören beispielsweise das Überwachen der Vitalfunktionen, die Erinnerung an die Medikamenteneinnahme und die Unterstützung bei grundlegenden täglichen Aktivitäten wie Essen oder Hygiene. Ein KI-gesteuerter Roboter, der auf die Bedürfnisse einer älteren Patientin oder eines älteren Patienten mit eingeschränkter Mobilität abgestimmt ist, kann dieser bzw. diesem dabei helfen, sich zu bewegen, indem er sprachgesteuerte Befehle für motorisierte Rollstühle gibt. Gleichzeitig werden diese Roboter durch natürliche Sprachinteraktionen regelmäßig die emotionale Verfassung der Patientin bzw. des Patienten prüfen und das Pflegepersonal alarmieren, wenn Anzeichen von Depression oder Angstzuständen erkennbar sind. Durch die Integration von Sprach-modellen werden diese Roboter auch emotionale und kognitive Unterstützung bieten, indem sie Gespräche führen und auf individuelle Bedürfnisse der Patientinnen und Patienten eingehen. In der häuslichen Pflege älterer Patientinnen oder Patienten wird ein humanoider Roboter wie „CareBot" (13) die Herzfrequenz und den Blutdruck in Echtzeit überwachen. Bei einem Abweichen von den normalen Werten wird der Roboter automatisch eine Videokonferenz mit einer Ärztin oder einem Arzt einleiten oder den Rettungsdienst benachrichtigen. Gleichzeitig wird der Roboter die Patientin oder den Patienten beruhigen, indem er auf Basis der erkannten Symptome unterstützende Informationen gibt. Ein humanoider Roboter kann Alzheimer-Patientinnen und – Patienten regelmäßig dabei helfen, den Tagesablauf zu strukturieren, indem er auf Erinnerungen und Routinen hinweist. Er kann auch gezielte kognitive Übungen vorschlagen, die auf den individuellen Zustand der Patientin bzw. des Patienten abgestimmt sind, und den Fortschritt dieser Übungen verfolgen, um das Fortschreiten der Krankheit zu verlang-samen. Die zunehmende Integration von Generativer KI in humanoide Roboter wird zu einer deutlichen Verbesserung der Pflegequalität und Effizienz im Gesundheitswesen führen. Einfache Ausführungen von Robotern werden heute bereits im Service eingesetzt, sodass die Bürgerinnen und Bürger sich bereits spielerisch an solche Roboter gewöhnen können und die Hürde für den Einsatz von humanoiden Robotern im Gesundheitskontext möglicherweise geringer wird.

Ausblick auf die nächsten 15 Jahre

Bis 2030 wird die Automatisierung klinischer Aufgaben durch Generative KI-Modelle voraussichtlich allgegenwärtig sein. Diese fortschrittlichen Systeme werden nicht nur klinische Entscheidungen verbessern, sondern auch administrative Prozesse deutlich effizienter gestalten. Dabei wird zunehmend ein Mix aus klassischer KI und Generativer KI zum Einsatz kommen. Zusammen werden KI-Algorithmen in der Lage sein, Aufgaben schneller und präziser zu erledigen und dabei die Grundlage für die Entwicklung der nächsten Generation von Systemen zu legen. Langfristig werden KI-Systeme sogar dazu beitragen, durch selbstlernende Algorithmen neue technologische und wissenschaftliche Fortschritte zu erzielen.

Trotz des enormen Potenzials der Generativen KI gibt es weiterhin Herausforderungen, die bewältigt werden müssen, um diese Technologie im Gesundheitswesen verantwortungsvoll und nachhaltig einzusetzen. Dazu gehören insbesondere Fragen der Datensicherheit, ethische Überlegungen und die nahtlose Integration in bestehende Gesundheitssysteme. Eine sorgfältige Betrachtung dieser Aspekte ist unerlässlich, um die Entwicklung und den Einsatz von Generativer KI im Gesundheitswesen sicher und effizient zu gestalten.

Ein zentrales Thema bleibt die Bewältigung von Herausforderungen in Bezug auf Interpretierbarkeit der Modelle, Umweltauswirkungen, Rechenkosten, Fairness und potenzielle Voreingenommenheit. Darüber hinaus ist es entscheidend, den Datenschutz zu gewährleisten und Mechanismen für die sichere gemeinsame Nutzung von Daten zu etablieren. Um diese Hürden zu überwinden, sind neue Techniken wie föderiertes Lernen und Modellkomprimierung von großer Bedeutung, da sie die Effizienz und Zugänglichkeit von KI-Anwendungen im Gesundheitswesen steigern (14).

Ein weiterer wichtiger Aspekt ist die Generalisierbarkeit von KI-Modellen. Um sicherzustellen, dass KI-Systeme in unterschiedlichen klinischen Szenarien zuverlässig funktionieren, müssen sie auf einer breiten Datenbasis trainiert werden, die verschiedene Krankheitsbilder, wie etwa unterschiedliche Krebsarten, umfasst. Hierbei spielen quantitative Metriken, die über einfache Genauigkeitsangaben hinausgehen, eine wesentliche Rolle. Zudem ist die externe Validierung an unabhängigen

Datensätzen unerlässlich, um die Leistungsfähigkeit der Modelle in der Praxis zu gewährleisten. Daher kann auch in Zukunft nicht gänzlich auf „Human-in-the-loop" verzichtet werden (15).

Schließlich sind standardisierte Validierungsverfahren und die kontinuierliche Verbesserung der Datenqualität entscheidend, um die Zuverlässigkeit und Genauigkeit der KI-Modelle zu erhöhen. Nur so kann ihre breite Akzeptanz in klinischen Umgebungen gefördert werden. Fragen der Datensicherheit, ethische Implikationen und die Integration in bestehende Gesundheitssysteme werden auch in Zukunft zentrale Herausforderungen bleiben, ebenso wie nationale und internationale Kooperationen, die sorgfältig adressiert werden müssen, um das volle Potenzial der Generativen KI im Gesundheitswesen auszuschöpfen.

Quellen

1. *https://www.forbes.com/sites/bernardmarr/2024/03/13/how-generative-ai-will-change-the-jobs-of-doctors-and-healthcare-professionals.*

2. *https://www.forbes.com/sites/bernardmarr/2024/02/21/6-ways-generative-ai-will-transform-healthcare.*

3. *https://www.bcg.com/publications/2023/how-generative-ai-is-transforming-health-care-sooner-than-expected.*

4. *https://www.ted.com/talks/aviv_regev_can_ai_help_develop_new_medicines?utm_campaign=tedspread&utm_medium=referral&utm_source=tedcomshare.*

5. *https://www.amgen.com/stories/2022/06/generative-biology--designing-biologics-with-greater-speed-and-success.*

6. https://www.reuters.com/technology/big-pharma-bets-ai-speed-up-clinical-trials-2023-09-22.

7. *https://www.forbes.com/sites/bernardmarr/2024/03/13/how-generative-ai-will-change-the-jobs-of-doctors-and-healthcare-professionals.*

8. *https://www.fda.gov/medical-devices/medical-device-regulatory-science-research-programs-conducted-osel/addressing-limitations-medical-data-ai.*

9. https://www.fda.gov/media/151896/download.

10. *https://cointelegraph.com/news/ai-applications-science-healthcare.*

11. *https://kms-healthcare.com/blog/generative-ai-in-healthcare.*

12. *https://de.wikipedia.org/wiki/Pepper_(Roboter).*

13. https://robotsguide.com/robots/careobot.

14. *https://arxiv.org/abs/2310.00795v1: A Comprehensive Review of Generative AI in Healthcare.*

15. *https://link.springer.com/article/10.1007/s10462-024-10768-5.*

16. https://www2.deloitte.com/us/en/pages/life-sciences-and-health-care/articles/generative-ai-in-healthcare.html.

Über die Autorinnen und Herausgeberinnen dieses Buches

Sophie Hundertmark

Sophie Hundertmark – Chatbot und KI-Expertin, Beraterin, Workshop-Moderatorin und Keynote Referentin. Sophie Hundertmark gilt als Expertin mit viel Praxis- und Forschungserfahrung für Generative KI, Chatbots, künstliche Intelligenz und digitale Assistenten wie ChatGPT. Sie berät internationale Firmen, wie Helvetia, Jura, Raiffeisen, die Sparkassen-Finanzgruppe, Gesundheitsorganisationen wie das Luzerner Kantonsspital oder NGOs, wie das Hilfswerk zum Einsatz, zur Nutzung und zur Verbesserung von KI-Anwendungen und Chatbots. Sie ist ebenfalls eine gefragte Keynote-Referentin und Workshop-Moderatorin für KI und verwandte Themen. Zusätzlich zu ihren Praxiserfahrungen fließen auch Sophies Erkenntnisse aus ihrer Tätigkeit als Forscherin und Dozentin der Hochschule Luzern in Ihre Vorträge und Beratungen mit ein. Sophie verfolgt mit ihren Aktivitäten das Ziel, ihren Zuhörern Wissen zu vermitteln, wie Künstliche Intelligenz verantwortungsvoll, nachhaltig und bewusst eingesetzt werden kann. Sie regt dazu an, kritisch zu denken, Prozesse zu hinterfragen sowie Transparenz, und Weitsicht zu entwickeln. Diese Kompetenzen sind entscheidend für eine zukunftsorientierte und innovative Entwicklung unserer Gesellschaft. Als Mitglied von Verwaltungsräten und Beiräten begleitet Sophie innovative Unternehmen wie AlpineAI, eggheads.ai, Joaia und Cloudburst und ist im Vorstand des SwissInsights Verbandes aktiv. Und wer wissen will, warum es laut Sophie auch in 20 Jahren immer noch die gelben Briefkästen braucht, der sollte sich unbedingt mal einen Vortrag oder eine Beratung von Sophie anhören. www.sophiehundertmark.com

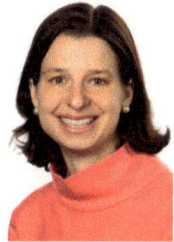

Sophie auf LinkedIn:
https://www.linkedin.com/in/sophie-hundertmark/

Dr. Daniela Suter

Dr. Daniela Suter ist eine vielseitige und dynamische Führungskraft mit über zwei Jahrzehnten Erfahrung in den Bereichen Unternehmertum, Kommunikation und wissenschaftlicher Forschung, spezialisiert auf den Gesundheits-, Wissenschafts- und Technologie-Sektor. Sie verfügt über umfassende Expertise in der Anwendung und im Management von KI-Technologien, insbesondere GPT-basierten Modellen, in der Geschäftsentwicklung und im Stakeholder-Management. Dr. Daniela Suter ist Gründerin, COO und Finanzmanagerin von AlpineAI (www. alpineai.swiss), einem Unternehmen, das SwissGPT betreibt – ein sicherer und datenschutzkonformer GPT-Assistent aus der Schweiz. Zudem ist sie in leitender Funktion bei Mindfire tätig, wo sie ein Kollektiv herausragender Talente leitet, das darauf abzielt, KI zum Wohle der Menschheit voranzutreiben. Im Jahr 2023 gründete Dr. Daniela Suter die Firma AITecCare (www.aitecare.ch), mit dem Ziel, Unternehmen zu befähigen, an der Spitze der technologischen Entwicklung zu stehen und transformative Veränderungen in der Arbeitswelt zu fördern. Dazu tritt sie als Keynote-Sprecherin und Beraterin auf und gibt Kurse für Unternehmen im Bereich Prompt Engineering und Generativer KI.

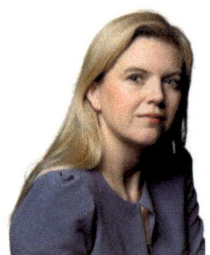

Daniela auf LinkedIn:
https://www.linkedin.com/in/
daniela-suter-phd-b0905911

Glossar

API (Application Programming Interface)

API ist eine Schnittstelle, die es verschiedenen Softwareanwendungen ermöglicht, miteinander zu kommunizieren und Funktionen oder Daten auszutauschen.

Chatbot

Ein Softwareprogramm, das Konversationen mit menschlichen Nutzerinnen und Nutzern über Text oder Sprache führt. Es wird häufig im Kundenservice und auf interaktiven Websites eingesetzt.

ChatGPT

Ein auf dem GPT-Architekturmodell basierendes KI-System von OpenAI, das darauf trainiert ist, menschenähnliche Antworten in einem Dialogkontext zu generieren.

CPU (Central Processing Unit)

Die Hauptverarbeitungseinheit eines Computers, zuständig für die Ausführung von Befehlen und Berechnungen.

DSGVO (Datenschutz-Grundverordnung)/GDPR (General Data Protection Regulation)

DSGVO/GDPR: EU-Verordnung, die 2018 eingeführt wurde, um den Umgang mit personenbezogenen Daten zu standardisieren und die Datenschutzrechte von Individuen innerhalb der EU zu stärken.

Deep Learning

Ein Teilbereich des maschinellen Lernens, der auf tiefen neuronalen Netzwerken basiert, die große Mengen an Daten verarbeiten können, um komplexe Muster zu erkennen und zu lernen.

GANs (Generative Adversarial Networks)

Ein Modell des maschinellen Lernens, bestehend aus zwei Netzwerken, dem Generator und dem Diskriminator, die gegeneinander antreten, um immer bessere Ergebnisse zu erzielen.

Generative KI

Ein Bereich der Künstlichen Intelligenz, der sich darauf konzentriert, Inhalte wie Texte, Bilder oder Musik automatisch zu erzeugen.

GPTs (Generative pre-trained Transformers)

Eine Klasse von Modellen für maschinelles Lernen, die darauf spezialisiert sind, Text zu generieren, indem sie auf einer großen Menge von Textdaten vorab trainiert werden.

GPU (Graphics Processing Unit)

Spezialisierte Einheit zur Beschleunigung der Bildverarbeitung und -erstellung, wichtig für Spiele und grafikintensive Anwendungen.

KPI (Key Performance Indicators)

Leistungskennzahlen, die in Unternehmen verwendet werden, um den Erfolg oder den Fortschritt in Bezug auf wichtige Geschäftsziele zu messen.

KI (Künstliche Intelligenz)

Künstliche Intelligenz bezeichnet den Einsatz komplexer Algorithmen, die große Datenmengen verarbeiten, um Muster zu erkennen, Entscheidungen zu treffen und Aufgaben zu automatisieren, die menschliche Intelligenz nachahmen – jedoch ohne dabei echtes Bewusstsein oder Verstehen zu besitzen, da KI letztlich nur auf Berechnungen und programmierten Regeln basiert und nichts mit echter Intelligenz im menschlichen Sinne zu tun hat.

LLM (Large Language Models/große Sprachmodelle)

Fortgeschrittene KI-Systeme, die auf das Verstehen und Generieren menschlicher Sprache spezialisiert sind.

Maschinelles Lernen

Ein Bereich der Künstlichen Intelligenz, der es Computern ermöglicht, aus Erfahrungen zu lernen und sich ohne explizite Programmierung zu verbessern.

NLP (Natural Language Processing)

Ein Teilgebiet der Künstlichen Intelligenz (KI), das sich mit der Verarbeitung, Analyse und Generierung von natürlicher Sprache beschäftigt, um Computer in die Lage zu versetzen, menschliche Sprache zu verstehen, zu interpretieren und zu generieren.

Prompt

Ein Eingabetext oder eine Anfrage an ein KI-Modell, um eine bestimmte Antwort oder einen bestimmten Output zu erzeugen.

Prompt Engineering

Der Prozess der Gestaltung und Verfeinerung von Prompts, um die Leistung und Relevanz der Antworten von KI-Modellen zu verbessern.

Prompt Injection

Eine Methode, bei der ein Hacker einem KI-Modell einen manipulierten Input (Prompt) zuführt, um das Modell zu einem unerwünschten Verhalten zu bringen, wie z. B. die Offenlegung von sensiblen Informationen.

RAG (Retrieval Augmented Generation)

Eine KI-Architektur, die ein Sprachmodell mit einer Datenbank verbindet, um genauere Informationen abzurufen und zu generieren, anstatt nur auf dem Wissen des Sprachmodells zu basieren.

Semantisch

Bezieht sich auf die Bedeutung und Interpretation von Wörtern und Texten.

SwissGPT

Ein von AlpineAI entwickeltes Sprachmodell, das auf Datenschutz und Konformität mit europäischen und schweizerischen Standards ausgerichtet ist.

Transformer-Modelle

Eine Architektur für maschinelles Lernen, die sich besonders gut für die Verarbeitung sequenzieller Daten eignet, wie sie in Sprach- und Textanwendungen vorkommen.

Überwachte KI/Supervised Learning

Ein Ansatz im maschinellen Lernen, bei dem Modelle anhand von Trainingsdaten trainiert werden, die sowohl Eingaben als auch gewünschte Ausgaben enthalten.

Unüberwachte KI/Unsupervised Learning

Ein Ansatz im maschinellen Lernen, bei dem Modelle ohne vorherige Kenntnis der gewünschten Ausgabe trainiert werden, um Muster und Strukturen in den Daten zu finden.

VAEs (Variational Autoencoder)

Eine Art Autoencoder im maschinellen Lernen, die darauf trainiert ist, Daten durch die Optimierung der Wahrscheinlichkeitsverteilung effektiv zu kodieren und zu dekodieren.

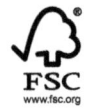